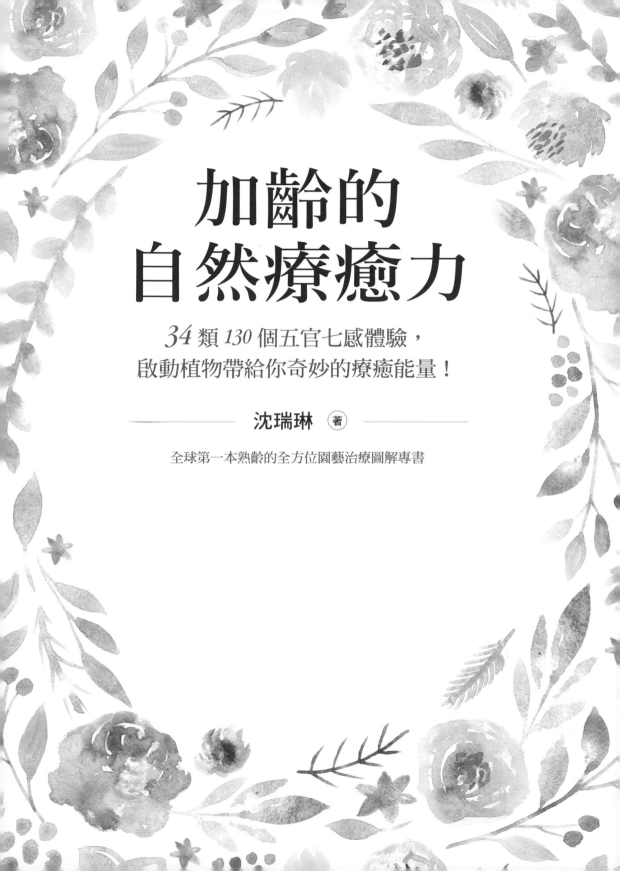

加齡的
自然療癒力

34 類 *130* 個五官七感體驗，
啟動植物帶給你奇妙的療癒能量！

———— 沈瑞琳 著 ————

全球第一本熟齡的全方位園藝治療圖解專書

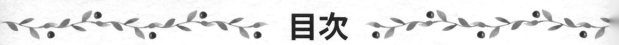

目次

第一部 加齡的「園藝治療」相關應用理論

第二部　適合推動加齡園藝治療的場域

第三部　園藝治療教案
── 啟動加齡綠色療癒生活

真の豊かさの実現に向けて

　「加齢的自然療癒力」發刊おめでとうございます。心より
お祝い申し上げます。

　長年積み上げて来た沈瑞琳さんの努力の成果が大きく花開
きましたね。

　2010年、沈瑞琳さんが「綠色療癒力」を刊行された21世
紀初頭の時代はまさに人間性の尊重と環境を保つ社会の継続が
喫緊の課題でありました。

　そんな中、昨年からのCOVID-19のパンデミックは世界を
大きく変え、これまでの世界中で共有出来ていた常識が通用し
ない時代を引き起こし、毎日の生活は大きな制限を受け、自粛
により身体の動きや認知機能の低下が進行し、それは高齢者に
特に著明です。

　一方、デジタル技術は素晴らしい發展を遂げ、我々の生活
は飛躍的に利便性が向上しています。

　このように今、世界は利便性の向上に向け強く歩みだして

います。

　そんな中、多くの人が改めて気づいたのは「生活の豊かさ」です。

　この度、發刊される新しい「加齢的自然療癒力」は、まさに今の時代が強く求めている「人生の豊かさ」を具現化する為の本であると直感します。

9

　長い間、沈瑞琳さんが積み上げて来られた人生の豊かさを実現するために園芸療法を通じての方策はまさに今、求められているものです。

　一人でも多くの方がこの本を手に取り、一人ひとりの方が豊かさの実現に近づけることを祈念致します。

　　　　医療法人ふらて会 西野病院　理事長
　　　　アジア園芸療法連盟　　代表世話人

　　　　　　　　西野憲史

迎向真實的豐足人生體現

《加齡的自然療癒力》一書的出版，在此致上誠摯的祝賀。

沈瑞琳小姐累積多年的努力與成果，如今花開綻放。2010年出版了《綠色療癒力》一書。如今正值21世紀初，這本新書正對應了當今時代重要課題：人與人之間的尊重，及保持社會環境的持續發展。

去年的COVID-19大流行，在全球引起了很大的變化，過往所認為世界是共享的觀點，已被顛覆。因為防疫，啟動了自主健康管理，每天生活受到很大的侷限，因而導致身體活動度不足，以及認知機能低下，這些影響尚在持續中，特別是對於高齡者所造成的影響顯著。

一方面，隨著數位科技快速發展且成熟，我們的生活變得更加便捷。

全球正為了提升便利性大躍進的此時。

同時，也有許多人重新審視並關注（重視）「生活的豐富性」。

這次發行的新書《加齡的自然療癒力》，我直觀的認為，這本書所寫的內容正是現今年代的人們，所嚮往並追求「豐富人生」的具體實踐。

　　長時間以來，沈瑞琳小姐一直累積著人生中豐富的經驗，並在園藝治療中實踐許多的方案與策略，這本書的內容正是現今社會所需要的。

　　這是值得人手一本的好書，謹此祝福，每個人都能實踐自己豐富的人生！

醫療法人ふらて會西野醫院　　理事長
亞洲園藝療法聯盟　　　　　代表世話人

西野憲史

園藝治療是長照社會處方箋之一

　　依據內政部統計，我國老年人口比率2018年突破14%，邁入高齡社會，為因應人口老化伴隨而來的長期照顧需求，致力推動長期照顧十年計畫2.0，除了提供照顧服務外，更導入預防及延緩失能的前瞻觀點，期望延長國人健康餘命，以減輕後端照顧壓力，這也符合國際上興起「社會處方箋」創新理念，強調透過藝術、音樂及運動等處方，減緩社區高齡者或病人對於藥物的依賴，提升身體功能及健康狀態，園藝治療即屬長照社會處方箋之一。

　　國內外研究證實園藝治療有助於增進失智症者身心健康，並且對於照顧者的情緒負擔有正向支持效果。本書運用綠色能量及自然療癒的創新設計概念，取材於大自然的天然元素，設計手作活動與營造綠意空間，讓高齡者及照顧者透過視覺、聽覺、嗅覺、味覺、觸覺等五感體驗，發揮創意思考及互助合作，並提供社會參與機會，透過「快樂參與、輕鬆學習」，幫助高齡者活化身體機能及認知功能，同時提升照顧者的身心和情緒自癒力。

　　年老是生命必然的過程，年老而需要照顧卻不必然是沉重或痛苦的生命經驗，透過本書作者於社區長照實務場域中，細膩地觀察高齡者需求，以園藝治療連結其生命經驗和回憶，帶領高齡者及照顧者從園藝實作中獲得幸福感，營造陪伴和支持的正能量，是充滿生命力、值得您細細品味的好書！

衛生福利部長期照顧司　司長

祝健芳

2021 新趨勢
「健康地產」＋「園藝療癒」

健康是人生最優先的財富

隨著高齡化、少子化社會來臨，人口結構不斷急速改變，住宅的需求也跟著改變。我在房地產界近40年的時間，看著台灣從「居住功能性」需求的第一波住宅，可以遮風避雨的家「一層樓平房」，一路發展至第四波的豪宅，到現今進入第五波「指標性的新居住典型」，2021邁入地產新紀元「健康地產」。

整合高齡與預防醫學概念，現代人的需求也在變革，將增進生命品質、延長健康的身體、預防重大疾病的發生、降低臥床機率與時間、減少依賴子女等為其目標，不只要活得老，還要活得好。

全球長壽村有三好「好空氣、好山水、好土地」

世界長壽藍點區域研究「藍點調查」（Blue Zones）發現，全球有五個區域的居民平均壽命多活10年，分別是日本沖繩、美國加州「洛馬林市」、地中海邊「薩丁尼亞島」、愛琴海北邊「依卡利亞島」、哥斯大黎加「尼柯亞半島」。調查團隊更進一步發

現，這些區域的居民不僅長壽，心血管疾病、糖尿病、癌症的罹患率也低於美國等其他具備先進醫療的已開發國家的老人，長壽又健康是何等幸福的晚年！

他們為何長壽？原來有三好「好空氣、好山水、好土地」，印證了「環境就是最好的醫生」，好的環境即是醫治未病的健康場域。「睡飽、吃好、身體好」是人追求健康的最高境界。

長照不只是個人問題，也是家庭問題

台灣處於高齡化與少子化交會的時代，我深感長照不只是個人問題，也是家庭問題，甚至影響國家人才競爭力。因此「高端渡假飯店型照護住宅」思潮開始出現，這樣的住宅形式，整合軟硬體、生活醫療照護、AI 智慧、療癒園林、有機餐飲、導入身心活化的園藝療癒活動，並融入人文熱情 ，滿足高齡者需求，享受身心安適的下半場人生。因為這個健康環境與活動活化的觀點，團隊邀請到園藝治療界的引領品牌：綠色療癒力學院沈瑞琳院長，聽她將自然及各式植物花草融入生活，並善用到各個族群的實踐理念，讓生命各自找到出口。深受她專業涵養與生命熱誠感

動，以她在景觀、花藝、園藝、香草以及園藝治療深厚的底蘊，加上長期關注高齡與長照品質發展，肯定可以在園區大展長才，打造全台第一座「景觀療癒」與「園藝治療」整合規劃的健康養生照護住宅莊園。

　　今年她的最新力作《加齡的自然療癒力》一書出版，此書將加齡＆健康、園藝＆活化、景觀＆療癒、隔代關係融合的連結等，完整勾勒處在不同狀態的熟齡者，透過親近自然與園藝活動，將可以在自然中享受優雅生活並獲得健康促進。她為了落實自己對園藝治療的理念，全台走透透，到第一線親自服務各類族群，並培訓台灣的園藝治療師，無私的經驗分享與傳承令人讚許，在此推薦這本具有創新高齡、優化高齡照顧的好書。

15 of

台灣房屋集團CEO　總裁
彭培業

帶領高齡長者從事
園藝治療活動的實務指南

現代人工作、生活壓力大，加上高齡社會的來臨，如何放鬆身心靈、活躍老化，成了現今重要的議題。從人類幾百萬年的發展史觀之，植物不僅供給人類食、衣、住、行的需要，同時也是創造人類精神文化生活的基礎。因此多種理論和循證文獻顯示：人類接近或看到植物或自然景物時，會感到舒適、安全，進而達到紓壓、療癒的效果。

人類是在「農業革命」（約一萬年前）之後才以米麥等穀類作物為主食，在此之前人類一直是以野生水果、蔬菜維生，之後才加上獸肉、昆蟲或魚類。因此園藝作物的水果和蔬菜是「身體的補品」（nutritious food for the body），可提供維生素、礦物質、纖維素、植化素等，既好吃又有益生理健康；而花卉及優質景觀是「心靈的美食」（beautiful food for the soul），可美化生活空間、改善環境品質、陶冶性情、紓緩情緒，不但好看、好玩又有益心理健康。所以從事「園藝治療」活動不但可幫助一般人們樂活養生，亦可用來協助亞健康人士或病患，達到增進健康的效果。

本書作者沈瑞琳老師，學經歷非常豐富，具有園藝、造園景觀、花藝、香草植物設計、遊憩規劃等背景，進而跨足園藝治療；目前擔任綠色療癒力學院院長、台灣園藝福祉推廣協會副理事長、台灣綠色養生學會理事、樂齡族健康園藝研發推廣聯盟台

中本部主任、永信社會福利基金會失智症家屋及日照中心園藝治療課程講師……等多項職務；並著有《綠色療癒力》、《園藝治療：香草療癒你我他》等多本園藝治療相關傑作，本書是其最新力作，針對近來全球共同面對的高齡老化社會議題，提出以「園藝治療」融入高齡照護的實用指南。

　　本書內容從理論到實務分為三大部分：第一部分為加齡的「園藝治療」相關應用理論，簡述園藝、景觀和森林療癒的原理，並說明對高齡長者或失智症者從事園藝治療活動設計的目標和技巧；第二部分為適合推動加齡園藝治療的場域，包括居家到養生村、農村綠色照顧站、各類型長照機構等；第三部分為園藝治療教案，啟動加齡綠色療癒生活，包括綠栽培、綠飲食、綠藝術、綠用品、綠遊戲等類型的實用教案。

　　由於瑞琳老師兼具園藝治療專業與熱情；經常在養生村、農村綠色照顧站、日照中心、失智症家屋等機構，帶領高齡長者、失智症者、長照人員從事園藝治療活動相關課程；本書大部分內容是其第一手的精彩經驗分享，雖然有時敘述較為感性，但從中可以領略許多帶領的哲理和技巧。相信對於帶領高齡者活動的園藝治療師、從事高齡相關產業者、照顧者或被照顧者，關心高齡議題的人士，甚至於一般普羅大眾，閱讀本書都會有相當良好的收穫和助益，因此樂意向讀者推薦之！

台灣大學園藝暨景觀學系　　　　教授
台灣園藝學會　　　　　　　　　理事長
台灣園藝福祉推廣協會　　　　　理事長
樂齡族健康園藝研發推廣聯盟　　召集人

張育森

看見長輩的「能力與潛力」

2006年5月進入與長者相關的照顧工作場域（養護中心）後，我總希望能讓長輩生活得安全、快樂又有尊嚴；所以嘗試了許多方案，並評估是否能達到這樣的目標。近年來努力推行「生活自立支援」後，看見長輩的「能力與潛力」，我們自然而然成為生活在一起的生命共同體。

因為秉持「安全、快樂、有尊嚴」為基金會服務長者的工作信念，我們邀請各領域的頂尖專家，為同仁進行增能訓練與諮詢建議，並建立專屬永信的照顧服務SOP。2018年邀請到綠色療癒力學院／院長沈瑞琳老師，為失智家屋、小規機、日照中心，導入長者的園藝療癒課程活動，我們看見長者因為園藝而笑顏逐開、因為園藝而持續活化、因為園藝與他人互動增加，話題也更多了，我清楚看到園藝治療活動實踐了在安全的場域進行快樂的活動，透過學習增加新知識，豐富生活，並發現自己尚有的優勢能力，找回生命的尊嚴。這份感動讓我們更確認，園藝治療是永信持續發展的照顧（照護）特色之一，2020年起，更將園藝治療規劃為同仁增能培訓課程，培養長照園藝治療照顧人才。

同仁先透過課程獲得療癒，再帶著這份療癒感動，回到自己服務的單位中帶領長輩，因為隨季節與節令設計的多元課程，我

們的園區美質感也大躍進。這些年與沈老師學習過程中，讓我們認知到「帶活動要走進長輩的世界」。同仁因應參與者個別化的差異，在活動前藉由團討評估，並透過帶領活動的媒介，與長者建立信任關係與情感交流，這種以長者的角度設計的園藝療癒課程，真的是感動到心坎裡的創新長照。

　　在寫推薦序時，這幾年的感動一一湧現，長者在課程中分享過往的經驗，自己操作時增加手眼協調性、提升認知，觸摸時有感官刺激，聞到氣味有嗅覺刺激，自己的作品攜回後，還能增添家庭生活美學。還記得春夏季蔬菜栽種課程，由播種開始，觀察它發芽、長葉子、開花，看見它成長而感染了生命力；照顧成長後，植物熟成、結果、採摘、食用，即時享受到努力的成果，長輩樂在每次的課程活動中，並期待著下一次。長輩們開始有了生命的短期期待，並提升活動意欲，優化高齡生活。園藝療癒過程中，兼顧到長者的身、心、靈狀況，滿足了長者需求，我勉勵同仁，這精神要一直延續下去，並融入長者日常生活中。

　　我們雖然必須面對老化，但是做好準備，就有機會可以期待健康老化、慢活、慢老、優雅老化、有尊嚴的老化，不是嗎？

　　《加齡的自然療癒力》是兼具學理與實務的一本好書，深度啟發持續致力於優質長照服務的我們，值得一讀再讀。

永信社會福利基金會　執行長

趙明明

自序

加齡的自然療癒力

親近大自然，讓人再一次遇見幸福時光

學拈花惹草，就是想要一直住在幸福裡

生命轉個彎，感受需要＆被需要的存在

　　2020年一個病毒改變了許多人，COVID-19讓許多事物被重新定義，並且重新看待。其中，攸關健康的議題備受關注，特別是身心靈健康狀態與免疫力的關係，2020的免疫學國際期刊，以新冠肺炎大流行和免疫系統為題，探討生物週期、心理健康、睡眠與免疫間的相互關聯性。「失眠」導致神經退化，例如「生活型態」所導致的睡眠不足、「老化」致使睡眠受到限制、「興奮劑」的使用所導致的睡眠片段化；反之，預防神經退化，則是靠「身體活動」；舉凡運動、戶外活動、園藝活動、各式學習等，都可以使身體活動起來。

　　「活著就是要動」，是維持健康的不變法則，只是如何動？且動得心曠神怡、身心舒適，享受愉悅的休閒，而非被迫？顯然唯有主動進行，心情愉悅的動，才可被身體感知接收。

　　從探索自己的興趣，以及感到好奇的新領域出發，透過一次次嘗試體驗覺察感受，找到適合自己的活動項目。我也是一直持續開展新的興趣與學習，自求學起，開啟了對園藝、花藝、景觀的興趣，特別是在日本留學的那幾年，奠定了許多基本功。日本

嚴格的術科養成教育，教室學習理論並搭配實務操作，讓我們不能只會說一口理論，還得上樹修剪（哈！實習成了我人生第一次爬樹的經驗記憶）、大樹移植挖樹洞、開挖土機、操作吊車……等，這些都是精實又難忘的求學歷程。養成教育的理術合一，已成了自己的DNA，回台進入職場，依舊終日與植物及美學為伍，何其幸福！

那一年，日本老師問我「園藝」療癒嗎？
開啟了我轉行園藝治療的起心動念

　　總是有人問，是什麼機緣讓我從景觀園藝花藝領域，轉行園藝治療呢？就是那年的這一問，開啟了我研究「園藝治療」的起心動念。與日本老師再度碰面，分享著近況的談話中，老師問我：「從念書到職場這麼多年時間，妳認為園藝讓人療癒嗎？」我馬上點頭如搗蒜的回答老師：「會」、「不只我自己有感，還有我的客戶也有感、來上課的學生也有感、我的家人也很愛溺在園藝活動之中。」因為我無疑的肯定反應，老師繼續和我分享，當年日本農大教授所進行「園藝治療」、「溫泉療癒」的實驗研

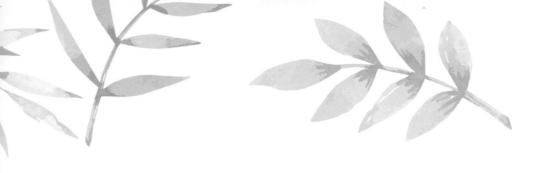

究；於是我開始搜集各國的園藝治療發展，並付諸行動，參與相關研討會，且親臨國外園藝治療場域交流。國際間豐富的經驗作為知識的基礎，運用自己養成教育所學及多年實務經驗整合，我融入台灣在地文化、氣候、生活習慣、植物特性、人文底蘊等，秉持「有連結才能觸動感知」的觀點，發展成「自助助人」與「健康促進」的「台灣流園藝治療」，身體力行並在台灣廣為推動。

親近自然，身體自然而然就動起來囉！

「園藝治療」雖屬輔助療法的一種，但我認為它不單是療法，療癒的歷程，讓人養成每天固定的生活習慣，更是推動「健康生活型態」的作為。把園藝療癒內化而後落實於生活之中，其形式多元並具有多樣性的選擇，不受限室內或戶外，隨著季節變化主題，趣味橫生，正向效益好處多多。將園藝活動融入生活中，可使壓力獲得紓緩、提升免疫力、增加戶外的活動機會、接觸土壤，遇見抗憂鬱益生菌、食用健康且新鮮食物、腦部活化等健康益處多，何樂而不為呢？

透過活動參與，可以結識同好、隔代間同樂、怡情養性，還可依照自己的偏好量身打造，例如「綠栽培」、「綠飲食」、「綠

藝術」、「綠用品」、「綠遊戲」、「綠養生」、「綠導覽」，各類任君挑選。園藝活動參與增強健康效益的實證研究繁多，如「有助於維他命D的生成」、「體重控制」、「增強免疫力」、「紓緩壓力」、「提供健康新鮮的食物」、「改善睡眠」等。

我信仰自然，並見證園藝治療療癒人心
園藝治療為加齡帶來幸福感知

「園藝治療」一詞，在全球有許多精闢定義。而我所推動的園藝療癒觀點是，鼓勵大家多親近自然、關注生命間的互動關係、與自己身體及心靈對話、不間斷學習新知、保持好奇心、關心自己以外的生命體、樂於分享、保持心感溫度、短期目標設定、生命期待、發現自己尚有（擁有）的能力（優勢）……維持正向心理的生活型態；也是多年來，我面對各類不同族群，推動第一線服務，親身感受「生命照顧生命、生命呼應生命」的療癒正能量。

國際醫學期刊《刺胳針》（The Lancet）刊登的〈失智症的預防、介入與照護〉（Dementiaprevention, interve-tion, and care）文章中提出，失智症的危險因子，除了遺傳基因外，還分別有中年及高齡後的危險因子，其中「憂鬱」、「少動」、「孤獨」、「環

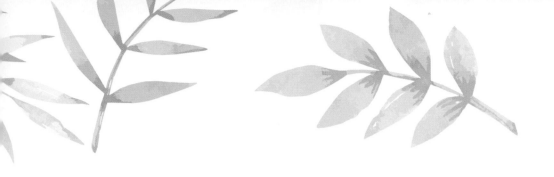

境空汙」四項特別引起我關注，這和我多年推動加齡的園藝治療理念不謀而合；園藝治療活動正可促進和提升活動意欲、增加身體的活動、增加植物栽培的機會、提高環境綠覆率，透過「融入→體驗→共鳴→分享」的歷程，引人進入療癒的意境，並促進社交關係等，這些都直接或間接的幫助遠離失智的危險因子。

現今我們身處多元且步調加快的社會，隨之而來即是壓力，壓力激化了亞健康的人口數，這是時代隱憂。我們或許無法立即改變大環境，但先顧好自己內在的小環境，讓身心靈維持健康狀態，覺察每一天中的美好很重要。

不用等到自己年紀到的那一天，
才開始學習如何享受加齡生活。
「加齡」是值得期待的時光嗎？

孩童期，天天等待生日到來、期待長大，隨著年齡增加到一個莫名的點，我們開始選擇遺忘，今年幾歲了？是因為年紀越來越大，快樂越來越少？煩惱越來越多？還是？或許每個人的答案不同，也沒標準答案。但年紀增長，是一件不可逆的事實，每個人都曾經年輕，也都會變老，所以無須怨嘆。重要的是，如何在歲月增長的「加齡」後，仍保持安適自在。

加齡後，除了身體機能的改變、外在樣貌的改變，其實心裡看不到的改變也不小。無論熟識人的離開、家庭成員互動關係的換位、身體的退化等，都加重了面對不可知的未來擔憂，導致高齡憂鬱、活動意欲低下、社交阻礙等。

為什麼「加齡」，不說「高齡」呢？

　　因為現在人重視養生，加上醫學與科技的優勢，長壽已經非難事，所以幾歲算高齡？幾歲算老呢？相信沒人說得準。有人保養得宜，年紀不等於機能的退化速度。每過一年加齡一歲，因此我把高齡、樂齡，改成更寬的年紀區間，稱為「加齡」，無關年紀數字的老齡或高齡，避免讓年紀增長的稱謂成為大家的壓力。維持健康的身心靈狀態，才能讓加齡後的時光更優質。中年後，隨著年齡增長，身體機能的退化不可逆，但情緒的健康程度，可以自己做主。當我在養生村、農村綠色照顧站、日照中心、長照人員增能課程，或是失智症團體帶領園藝治療活動課程時，長輩、家屬、照服員、陪伴者們，融入其中後，專注的眼神、自信的笑容、熱情的回應⋯⋯，一顰一笑中，我彷彿看到17、8歲的少女和少年郎了，這一切更堅定我要打造幸福加齡園地和時光的信念。

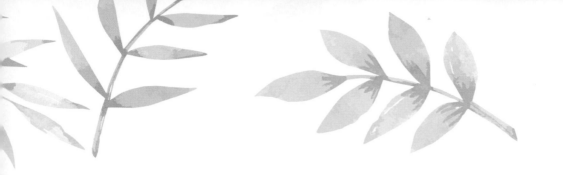

在別人的加齡生活中，啟發創意生活的點子

或許您和我一樣，還沒到可以退休的年紀。

或許您已經在規劃退休的生活。

或許您已經在享受退休生活。

無論哪個狀態，我們都可能先參與到他人的加齡時光，先在他人的加齡生活形態中反思，或幻想著，當自己時間自由時，可以這樣可以那樣……。退休，不等於宅在家裡什麼都不做，而是「退而不休」，才能維持健康且愉悅的生活品質。如同「休閒」的定義是，在自由的時間，做自己想做的事，並享受「休閒」的樂趣，就讓加齡後的時光泡在休閒裡吧！

人生的第九本書，千呼萬喚始出來，
開啟2021園藝治療新紀元，
繼續園藝治療的下一個里程碑

2005年，是開始我出版書籍的元年。從居家趣味盆栽、陽台打造、香草植物栽培運用，直到園藝治療領域。

2010年我出版了《綠色療癒力》，以推動「台灣流園藝治療」的初衷發行，用一個H六個W，清楚匡列出園藝治療整體樣貌，作為入門者的啟蒙書。

2018年出版《園藝治療：香草療癒你我他》，正值園藝治療「跨領域整合發展期」，針對健康促進目標不同，教案設計必須精準到位，團隊合作各司其職，自修演練增能，練好上場基本功，成了跨領域合作時精實的能力。這兩本華人園藝治療界熱銷書，橫跨了兩個園藝治療發展的階段，在人才培訓重要的10年，這兩本專書肩負階段性的使命。台灣園藝治療逐漸蓬勃發展至今，培育出不少在地的優秀園藝治療師，本土人才接軌工作職場，加速台灣的園藝治療推動普及，廣為運用於不同族群上，成效顯著，我見證這10多年的發展，歡喜又感動。

2021年進入園藝治療第三個階段，我認為培訓園藝治療專業人士，已經不是唯一目標，因為台灣已經進入「園藝治療普及生活期」，於是以園藝療癒生活化，作為階段新使命。

因應全球高齡化的趨勢，2021年也定調為「園藝治療導入加齡生活元年」，因為唯有家中長輩快樂、生活精彩忙碌，家庭的成員才能感到幸福並發展所長，貢獻社會所學。

如何「老有所用、老有所樂」是世代使命，與其擔憂高齡化攀升的數字與計算照顧比，我更希望高齡者是資源活化的活寶，在身體狀況允許下，充分活化並分享他們過去豐富的人生閱歷，這點就「傳承」而言，深具意義。反之，如果讓長輩們成了憂鬱一族，那就真的找不著幸福在哪裡了。

這本《加齡的自然療癒力》構思多年，動筆一年多才完成，

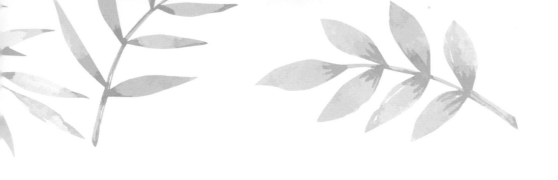

是彙整我實務經驗，及時代趨勢新觀點的高齡園藝治療精華、聚
焦加齡的園藝治療專書。且人人皆適合閱讀，舉凡居家落實療癒
優雅生活、機構單位推動幸福養生村、長照2.0相關單位、農村
綠色照顧站、關心加齡議題的您、從事加齡相關產業者、照顧者
或被照顧者，當然也是園藝治療師必讀的練功書。

感恩，讓我的生命中遇見您

　　人的一生要感謝的人事物真的很多。感謝！行政院農委會
與衛福部長官，陳吉仲主委與祝健芳司長的肯定與推薦。感謝！
結識十多年的園藝治療界跨國友人，日本西野醫院院長，同時也
是亞洲園藝治療聯盟HTAA創會理事長：西野憲史醫生，相識以
來，常與他交流醫學專業整合知識，與園藝治療落實養生園地的
發想，讓我受益良多。感謝！台灣房屋集團CEO彭培業總裁，
對於我園藝治療理念給予肯定，並有幸參與集團旗下養生宅的療
癒景觀與園藝療癒整合計劃，期待集團的養生健康智慧莊園完工
之日，為更多人締造加齡遇見幸福的生活。感謝！永信社會福
利基金會趙明明執行長，多年來領導長照服務時，推動園藝治療
的合作與支持，並辦理長照研討會，將基金會推動園藝治療經驗
分享同業，期盼長照夥伴一起增能，也讓園藝治療在長照中大展
身手。感謝！台大教授，也是台灣園藝福祉推廣協會理事長張育

森教授，長期推動健康園藝與人才培訓的合作，並肯定本書且予以推薦。感謝！書中分享自己園藝療癒經驗的長輩與家人，因為您們樂於分享，感染了更多人。感謝！我的綠色療癒力學院夥伴們，特別是秘書長蘇金村老師與昀庭賢伉儷，總是支持我執行園藝治療的突發奇想，並在我猶疑時，給我肯定的力量。感謝！所有學習歷程中，敬愛的老師們。感謝！栽培我的父母，一路支持並疼愛我的姐兄、姐夫和大嫂。感謝！在教育界工作的好友方世華教授與吾家老公，提供學界的觀點、實證研究與教育新理念；還有吾家兩位超級粉絲寶貝兒女，總是用崇拜與驚喜的語言，回應我的教案設計，如癡如醉聆聽我工作後的分享，用小孩的方式，支持媽媽對園藝治療的熱忱。感謝！一直支持陪伴我的您！因為這麼多的愛，讓我持續帶著幸福正能量，莫忘初衷向前邁進，見證園藝治療一次次一場場的生命感動。

邀您一起親近自然，天天遇見生命中的小確幸！

沈瑞琳

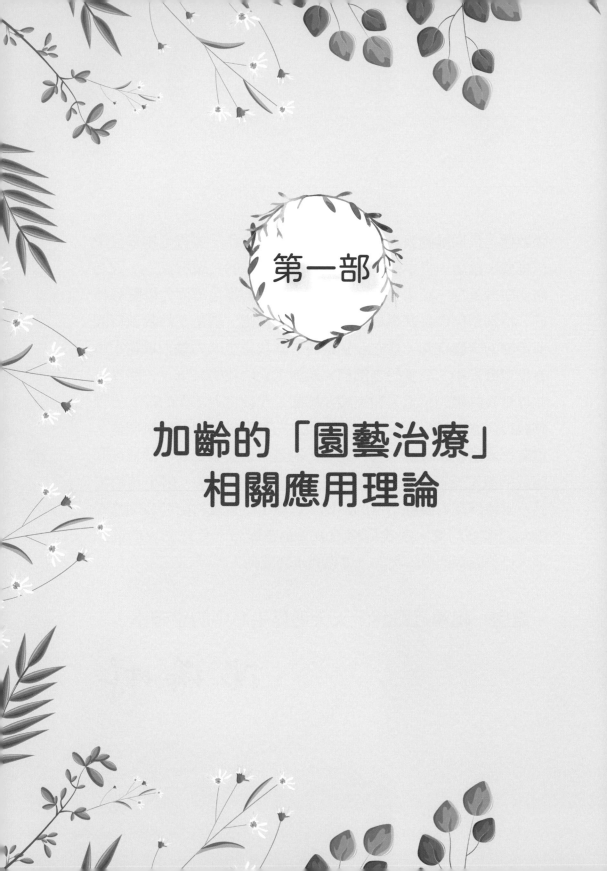

第一部

加齡的「園藝治療」
相關應用理論

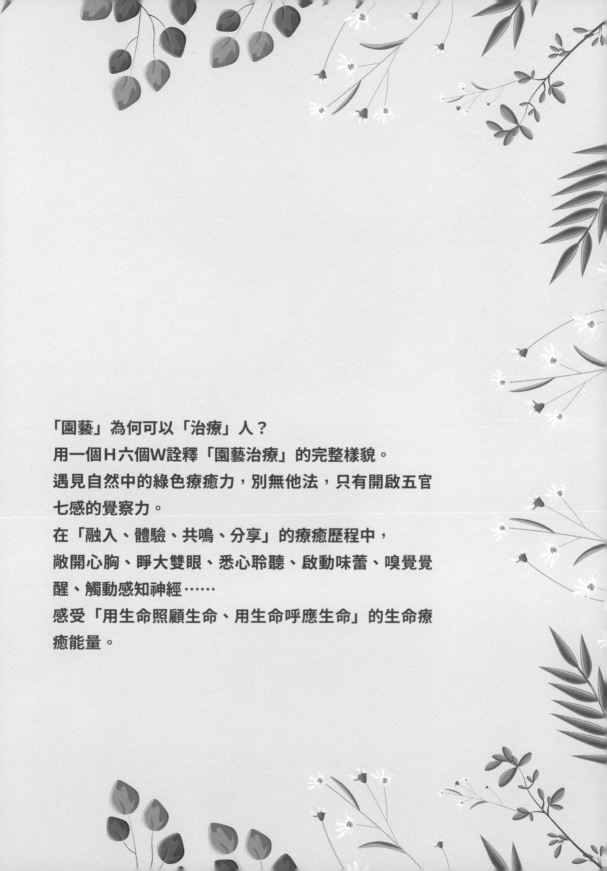

「園藝」為何可以「治療」人？

用一個H六個W詮釋「園藝治療」的完整樣貌。

遇見自然中的綠色療癒力，別無他法，只有開啟五官七感的覺察力。

在「融入、體驗、共鳴、分享」的療癒歷程中，

敞開心胸、睜大雙眼、悉心聆聽、啟動味蕾、嗅覺覺醒、觸動感知神經⋯⋯

感受「用生命照顧生命、用生命呼應生命」的生命療癒能量。

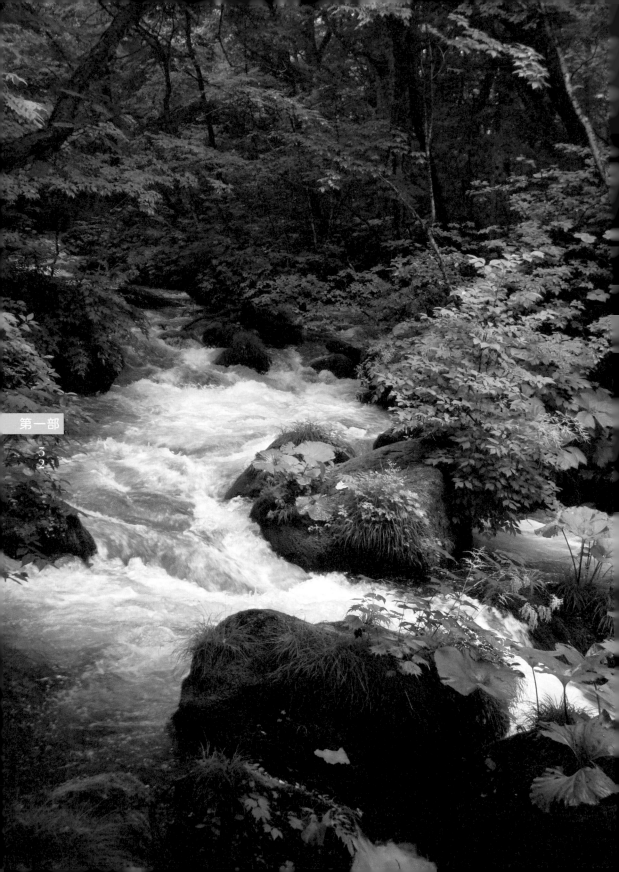

1

園藝治療入門

何謂「親生命性」？

1984 年，愛德華·威爾森（Edward Osbornc Wilson）在他的著作《親生命性》（*Biophilia*）一書中，定義「親生命性」為與其他生命形式相接觸的欲望，他主張喜愛親近自然世界的本能（大自然與動物）是人類的本質。

若接觸自然體驗的起心動念，是一種人類對綠自然的渴望表現，那麼園藝治療即是，親生命性本性外顯出的綠療癒體驗行為實踐。

例如：

人看到樹上高掛的果實，會有摘食的意念，看到生命的泉源（能量、生存的本能）。

人會在自然環境中感到安心，並自在地進行各種感到有趣的活動。

人看到成熟的食物，就產生食用的欲望。

人在與自然世界相關的接觸時，自然啟動五官七感覺察判斷（決策行為）。

所以在園藝治療課程活動中，不論有無參與栽種過程者，對於「採收」、「採收後的味覺饗宴」，都是可以立即產生活動參與意欲，且不分彼此的分享，品嚐者的讚許，更是栽培者最直接的正向鼓舞。因此團體中，規劃「採收」的活動設計，對於破冰、班級經營凝聚共識、社交活化等，有著正面的促進效益。

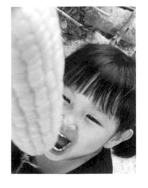
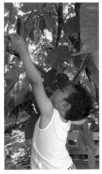

何謂「心流體驗」？

1975 年，米哈里（Mihaly Csikszentmihalyi）提出，透過活動的參與（投入），達到「全神貫注」、「渾然忘我」的心理狀態稱之為「心流體驗」（Flow Experience）。此種體驗被認定是絕佳又優質的經驗（體驗）。

園藝治療活動中，藉由「體驗」達到參與者與植物（活動）間共鳴感動，並採取「以生命照顧生命、用生命呼應生命」的一種環境替代療法（環境教育），藉此除了對自己生命產生鼓舞的力量、健康促進、社交關係提升、復健療癒……也為生活帶來幸福愉悅的心靈感受。

現今我們身處於高度發展，並追求便利的社會結構形式中，大家都成了高壓一族，園藝治療提供我們重返自然與回歸簡單的生活方式，再次與身邊的自然元素或植物相遇互動。在自然活動參與中，融入其中暫時放下壓力、焦慮或煩惱等負面情緒，全神貫注地參與其中，暫時的「放下」，提供「轉念」的可能機轉，達到抒壓、自我療癒的方法，園藝治療也是健康促進的一種預防醫學；簡言之，透過園藝治療幫我們找回人與自然連結的「本能」，啟動自我的療癒能量（能力）。

參考文獻：
1. 《綠色療癒力》，沈瑞琳著，2010年。
2. Csikszentmihalyi,M. (1975).*Beyond boredom and anxiety:The experience of paly in work and games*. San Francisco:Jossey-Bass.

為什麼人類需要「自然療癒」？

以「生物醫學」的角度而言，不生病即是「健康」。然而「全人型的健康概念」追求身、心、靈的健康狀態，才是真正的健康。園藝治療是輔助傳統醫學，追求「全人型的健康」的一種替代療法（輔助醫學）。

園藝治療不僅有心理療癒效果，亦有復健效能。在替代醫學領域中，除了園藝治療以外，音樂治療、繪畫治療、馬術治療、運動治療、香精療法等多種療法皆可用。搭配個案的治療則需要考量相輔相成的效益，如職能治療、物理治療、語言治療等。

「治療」不一定是侵入式、也非限定為單一形式的「單方治療」，依照對象療癒目標不同，也可能選擇「複方治療」；因此過去在室內或醫療場域進行的「治療室」，在沒有安全、個人隱私疑慮或感染風險時，或許可以考慮將相關治療的場域，挪移到園藝治療的場所來執行，例如：花園、公園、田間、校園等，嗅到自然空氣與綠意氛圍環繞的場域，或許會有意想不到的加乘成果顯現。

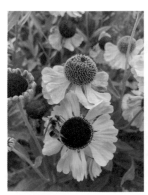
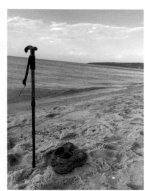

我從自然中
領悟到「園藝治療」的中心思想

　　大自然是一位多元型態、充滿智慧的益友，在它身上，我們可以獲得不同面向的智慧增長、學會感恩、鼓舞內心自省的機會、健康的增進、快樂幸福的感知，在它身旁讓人感覺安全而自在。

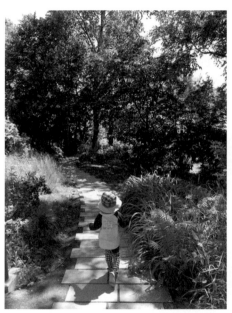
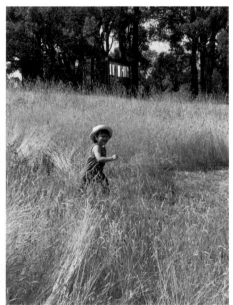

參考文獻：

《綠色療癒力》，沈瑞琳著，2010 年。

何謂「綠色療癒力」？

「綠色療癒」是大自然中一切遇見的統稱，而非單指「綠色」或「植物」而已。

投入大地之母的懷抱中，您將發現，自然中潛藏許多不同形式的療癒能量，從觀察（隨意遇見、栽培植物）自然的生物、生態、氣候景觀……等，啟動五官七感來體驗自然的綠色療癒力，這種自然而然對人產生有利的復癒效益，即是來自大自然的「綠色療癒力」。

這個自然療癒力的效益觀點，已經在許多學者研究中得到證實，早在十九世紀，美國知名的景觀建築師奧姆司特（Olmsted）即提出「只是觀看自然景色，也可讓都市居民達到放鬆身心的效果，解除或降低來自都市生活的壓力，並對於情緒及生理狀態具正面效益。」他並認為接觸大自然能「讓心靈在不感到疲倦的情況下活動運轉，獲得紓緩且充滿活力，這個藉由心理影響生理的效果，讓身心靈獲得休息，重現新的朝氣。」（Olmsted,1865）。

從園藝活動、觀察（參與），自然環境中的生物與生態現象等，除了可以經由綠色植物或自然環境得到身心靈的正向能量提升，並可能藉由事前的空間場域活動規劃，達到社交關係提升，且親身體驗生命教育、環境教育、品格教育、自然教育、美學教育、倫理教育、健康教育等。

參考文獻：

1 《綠色療癒力》，沈瑞琳著，2010 年。

2 Olmsted, F. L. (1865). *The value and care of parks*. Reprinted in Nash, R. (Ed.) (1968), *The American Environment*: Readings in the history of conservation. Reading, MA: Addison-Wesley, 18-24.

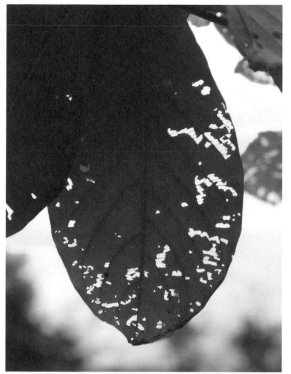
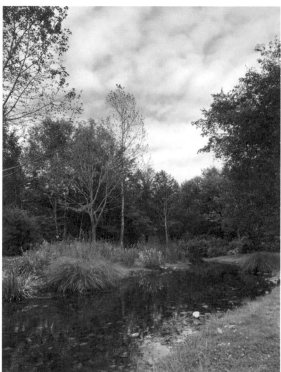
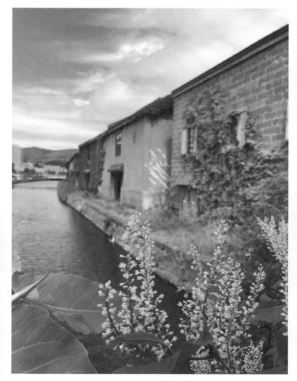
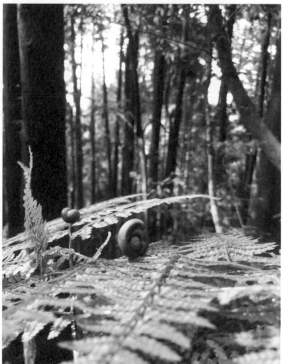

如何遇見「綠色療癒力」？

遇見綠色療癒力的撇步：
覺察身邊新的事物與變化，
對身邊事物做重新的認識，
並賦予它新的生命意涵或定義。

發現身邊無所不在的「綠色療癒力」！

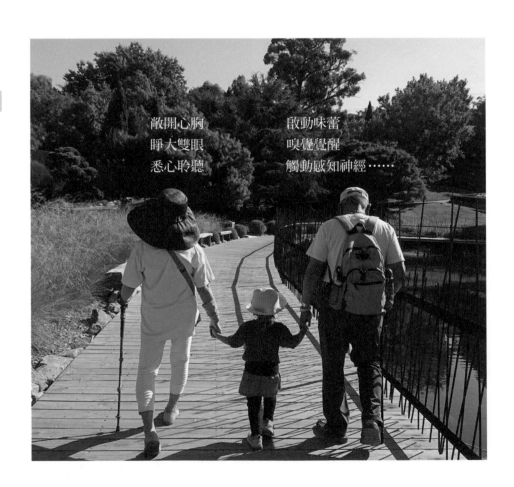

敞開心胸　　　　啟動味蕾
睜大雙眼　　　　嗅覺覺醒
悉心聆聽　　　　觸動感知神經……

「園藝治療」的定義

「園藝治療」，不只有「園藝」，也不只是為了「治療」

「園藝治療」（Horticultural Therapy）、（ホーティカルチュラル・セラピー）初期，是從鼓勵參與（親近）植物相關的活動，舉凡栽植類園藝活動、盆栽組合、戶外踏青、生活花藝美學、採收後的烹調饗宴等活動，讓人在自然而然中，豐富了五官七感的體驗，並開拓了人際間的交流互動，園藝活動的參與，對人產生的身心靈效益，謂之為「園藝治療」。

透過相關實證研究與經驗累積，世界各國都有不同的發現與精進，為提升「園藝活動」對人類的效益顯現不再是單一模式，而是針對需要不同之「人、事、時、地、物」及文化差異，進行更專業與細膩的活動規劃與設計，園藝治療師也需要面對日新月異的狀況，精益求精以提供最佳的服務質量。

現今的園藝治療更為精細，針對不同年齡、健康促進需求、有無障礙與否、周邊可運用資源整合、個人偏好等，透過專業評估規劃設計，不單只是使用一種專業即可，而是跨領域的專業整合，方能提供一套完整且專業的教案設計。其中更包含了「園藝療癒陪伴（帶領）技巧」，這是很重要的催化劑，整個療癒歷程，「人」、「植物」、「環境」都彼此牽動著療癒的感受與質量，因為這不單只是園藝活動的參與，而是有其目的效益的「園藝治療」。簡言之「園藝活動」不等於「園藝治療」，「園藝福祉」和「園藝治療」也有不同的界定。

隨著全球「園藝治療」普及到生活中，它已不僅是一種輔助療法，更是預防醫學的一環。現今的定義應該更為廣義，在園藝、農藝等相關的活動中，無論是觀察植物的成長過程、採收及觀賞開花的喜悅、將採收的果實或蔬菜加工製作成料理食品……等等每個過程或階段，皆可能帶給栽種者（觀察者、參與者）不同的感知，例如喜悅、成就感、幸福感、歸屬感、被需要、照護他人能力的肯定或是人生的啟發。因此，園藝治療已經從發現初期，用於協助障礙者、病患、高齡者的治療與復健，以及協助重返正常生活（一般生活或過去生活形態）的動機與能力外，還包含社會關係薄弱者的社交促進；目前更廣泛推動於預防醫學的服務對象。簡言之，就是**人人皆需要園藝療癒，維持健康的身心靈狀態，讓亞健康者可以趨向健康，復健者恢復健康狀態。**

園藝治療不單具有修身養性的療癒效益，更可以在其過程接收療癒或治療效益，如作品的產出，亦可具有市場銷售的經濟價值，增加參與者的經濟收入。比方，年輕型失智症者的職業再造、經濟弱勢家庭的改善計畫、斜槓人生的第二專長、退休族群退而不休的活力選項、重返社會職場的職能選項等，舉凡栽培花草的技術、庭園管理的技術、綠地管理的技能、綠飲食、綠藝術、綠導覽、綠遊戲等，皆為可能獲得就業的機會。園藝治療的效益不單只是療癒，經過專業的規劃配套，更可提升社會參與、生活質量、經濟收入等多元可能。

2010年在《綠色療癒力》一書中，我用「一個H六個W」對「園藝治療」作了定義。

2021年的《加齡的自然療癒力》，則透過各類療癒案例，引出「五官七感」的園藝療癒效益。「眼、耳、鼻、舌、身、意、境」七感的療癒歷程從何而來？在自然中，透過「眼耳鼻舌身」五官接收自然的健康能量後，蓄積出對生命美好的感動與正向思維，即是「意」，心靈上的愉悅感知、正向能量。在自然中，因為感受自然，進而提升自我覺察力，心境進入靜心，其「境」是放空、冥想、自我對話的情境。特別是歷經人生社會化歷程者，在社會化後重新回歸，更加關注心靈層面的自我價值，因此在推動加齡的園藝治療導入時，我認為創新長照與高齡照護，要以「五官七感」作為起點出發。

What
什麼是園藝治療？

　　您可能聽過不同園藝治療的定義，其基本精神是相通的。

美國園藝治療協會給「園藝治療」的定義

　　園藝治療（Horticulture Therapy）是透過園藝活動，讓參與者獲得社交、情緒、身體、認知、精神及創意方面的益處。

日本淡路島景觀園藝學校給「園藝療法」的定義

　　所謂「園藝療法」（ホーティカルチュラル・セラピー）是藉由農業、園藝的活動，對人的身心靈所產生的效益。無論是高齡者或身心障礙等的因素，皆可給予必要的支援，提升健康及生活品

質的一種療癒方法。

「園藝治療」的實踐，涵蓋農藝、園藝、醫療、社會福利、心理、教育等層面，而園藝治療工作者需具備各種相關專業的必要知識及技術。

整體而言的「園藝治療」

園藝治療即是藉由「以生命照顧生命」、「以生命呼應生命」的方式；透過園藝、農藝等相關活動參與，在自然環境或園藝活動中，以植物（自然生物或景象）為媒介，透過栽種或活動參與，讓人與自然界、植物的心靈對話，在身體面、心理面產生療癒效益，並經由融入→體驗→共鳴→分享的歷程，察覺自然及發覺植物生命的美好與感動。或在活動中，情感找到依附，結合精神的投入、希望、期待、收穫與享受的過程，達到紓緩壓力、療癒身心靈、身體活動提升健康、社交能力提升、生命體驗、治療、復健、自信、社交能力提升與教育等多面向的效益，是一種替代療法、輔助醫學，也是環境療法的一種。

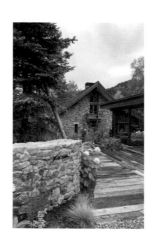

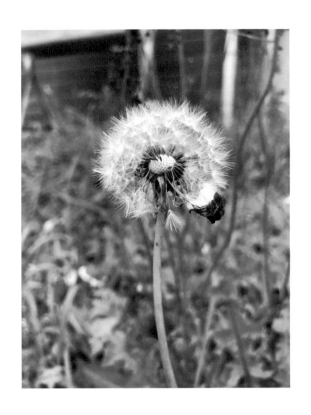

How

如何做園藝治療？

　　園藝治療是跨領域統整的一門知識，橫跨醫療界、教育、相關學界、社會福利機構、園藝、花卉、景觀界、諮商輔導、特殊教育、高齡、環境保育、有機農業及更多領域的專業，整合資源後，提供個案多元園藝治療活動教案，並讓園藝治療達到廣度、深度兼備的發展。

園藝治療的活動範圍

「園藝」涵蓋五大面向的農業，花卉、果樹、蔬菜、景觀、園產品加工，如果將「農藝」的五穀稻作納入，總共六大面向，是相關園藝活動的多元化。當然若融合季節、節令、節氣活動、民俗風情、種族文化、環境關懷、荒野保護、教育、宗教等，更是追求滿點園藝治療教案設計的法寶。

「園藝」&「農藝」：

花 卉： 花卉栽種及生產、花藝設計、花卉改良等。

果 樹： 果樹栽種及生產、果樹改良等。

蔬 菜： 蔬菜栽種及生產、品種改良等。

景 觀： 景觀植物栽種及生產、景觀植物品種改良、景觀設計、景觀與遊憩規劃等。

園產品加工： 烘焙、食品加工製造、農產品商品化等。

農 藝： 五穀雜糧的栽種生產與相關、品種改良等。

誰來做園藝治療？

需由受過專業訓練的園藝治療師來帶領活動。因為稱為「園藝治療」，就不單單是活動而已，其活動的內涵與生命的連結、正確的植物知識、與個案的互動方式、量身打造教案設計等，都必須兼備，才能真正給予個案協助，並獲得美好的體驗。

同時，也要讓參與者在植物的成長歷程中了解，**「生命是有週期的，花開花落，有生亦有死，這也是人生的必然現象。」**透過專業園藝治療師的規劃、設計與指導，園藝治療活動能給予參與者親身的體驗和反思機會，並藉此獲得認知、社交、情緒、身體、精神及創意方面的益處。

為何需要園藝治療？

以「生物醫學」的角度而言，不生病即是「健康」。

但是，「全人型的健康概念」追求身、心、靈全面的健康，才是真正的健康。

園藝療法是作為輔助傳統醫學，追求「全人型的健康」的一種替代療法（輔助醫學）。園藝治療不僅有心理療癒效果，亦有復健效能，以及職業再造等。然而在替代醫學領域中，除了園藝治療以外，音樂治療、繪畫治療、馬術治療、運動治療、香精療法等多種療法皆可用，搭配個案需求的治療則需要相輔相成，如職能治療、物理治療，乃至於語言治療等，不一定是單一形式的「單方治療」，也可以是「複方治療」。傳統醫學的治療場域，或許可以考慮將相關治療的環境挪移到園藝治療的場所來執行，例如：花園、公園、田間、校園等，嗅到自然空氣與綠意氛圍環繞的場域，在沒有安全疑慮條件下，或許會有意想不到的加倍成果顯現。

園藝活動的運動效益

園藝活動的多元性可以搭配個人的能力、年齡、障礙狀態等進行量身打造的活動設計。其涵蓋簡易的播種、澆水，或身體機能高負載的栽培作業、認知機能感知及運用平衡感的活動。

園藝活動從基本的耕作、播種、灑水、除草、採收等，延伸到採收後成果的料理、孕育花的作品利用（如壓花、花束、插花、貼畫、槌滾拓）、美化觀賞價值，所以園藝活動是人與自然相互關係的直接作用，而相關連的作業或場景情境可以達到期待的效益。

Whom

對誰做園藝治療？

園藝活動讓身體活動起來，不僅有益於精神及心理面的健康效益，對於保持身體健康的觀點而言，運動及肌耐力訓練是重要的。透過園藝活動，產生適度的疲勞感及流汗，猶如運動後會感到爽快的舒適感。「運動」是非藥物療法的復康方式。近年來的免疫力研究，也提出運動提升免疫力的效益。

所以無論是一般上班族、學生、學齡前兒童、高壓族群、男女老少、病後復健、病患、職場障礙、身心療癒、諮商輔導個案、身心障礙者、情緒障礙、溝通障礙、早期療癒、中輟生、專注力練習、更生人、退休人士、高齡者、臨終關懷、悲傷療癒、

建立良好親子關係、自信心培養、隔代教養、新住民、難民、社區營造、預防醫學、慢性病患、甚至是文化的傳承等，簡言之，以預防醫學的觀點而言，只要無安全疑慮，或感染疑慮的對象，人人適合參與園藝治療活動，也皆需要自然的療癒力。

Where

在哪些地方做園藝治療？

哪些地方？包含「推動園藝治療活動單位」，以及「操作園藝治療活動地點」兩個面向。

推動園藝治療活動單位：私人企業、公家單位、財團法人、基金會、民間社團、社會局處（街友、弱勢族群、受暴者）、醫院、復健設施單位、療養院、各類身心障礙福利單位、早期療癒中心或協會、養老院（養生村）、啟聰學校、啟智學校、幼稚園、各級學校（一般學生、資源班學生）、特教班、育幼院、中輟生機構、監獄、各類社福單位、農漁會、社區鄰里……等。

操作園藝治療活動地點：室內教室、溫室、騎樓、樹下、田間、公園、花園、學校、野外、近郊、私人設施單位空間、咖啡廳、花店、花市、園藝店、賣店、社區、植物園、展場（欣賞或展出作品）等，還有更多可能的地方，隨著課程的活動設計需要，只要是安全無慮，都是可以操作園藝治療的地方。

When

何時做園藝治療？

　　進行園藝治療分成兩個面向的判斷，一是衡量「參與者個人現況」，另一是「時間點」的規劃安排。

一、依個案狀態：

1. **一般人**：選擇能力所及、時間允許、有興趣的相關活動參與。
2. **復健中、病後療癒者**：有用藥副作用疑慮（如眼手協調、精神不濟、體力低下、幻覺、誤食疑慮⋯⋯等）的病患型個案，皆須經醫師確認。
3. **身心障礙者**：由於個別差異大，不可貿然進行團體型式的園藝治療活動；需在其熟悉的場域參與活動，且與園藝治療師或志工間建立熟悉及信賴關係（或者安排個案指導員在現場）。不熟悉此領域的園藝治療師，最好採取以培訓單位老師方式，由個案指導員來帶領個案，是比較理想而安全的操作方式。
4. **高齡者**：將高齡者依身體條件，分成不同小組，降低同儕比較的挫折感。經過分組後的高齡者，可以立即進行適合個人園藝治療的活動規劃。
5. **身心障礙者的家人**：照護者的「心」勞需要被關懷，可配合身心障礙者活動時間，同時段提供照護家人個別的園藝治療活動，或不定期辦理親子同樂的活動，兩類活動需分別規劃。
6. **新住民（外籍配偶）**：分成白天及晚上兩個組別，因應工作時間安排、家中照護的不同，安排外籍配偶自由度高的時間，提高參與意願，並降低參與阻礙。

7. **各類屬性族群或親子活動**：依照參與對象時間，規劃平日或假日的自由時間辦理。

二、進行園藝治療的時間：

1. **戶外型的園藝治療活動時間設計**
   (1) 氣候考量：依照氣候條件不同，挑選一日中舒適的時間區間。評估風、溫度、陽光等環境條件，以及雨天備案等。
   (2) 時間考量：一日中，避開用餐時間、午休時間、飢餓時間等。週間或是週末假日執行，依照參與者的方便時間來考量。執行活動的頻率：每日、每週、每月、每季等，依照對象、空間可使用時間及預算等考量。

2. **室內型的園藝治療活動時間設計**
   (1) 氣候考量：室內空間場域受氣候影響不大，但參與者的交通路程就可能受到氣候影響限制，也須一併考量。
   (2) 室內溫度：有空調時，依照季節調節，以參與者感到舒適的溫度與空氣對流條件為原則。
   (3) 無空調環境：事前評估，預計活動時間的溫度舒適度，空氣對流條件，相關配套方案，以維持活動進行的環境舒適度。
   (4) 時間考量：一日中，避開用餐時間、午休時間、飢餓時間等。週間或是週末假日執行，依照參與者的方便時間來考量。執行活動的頻率：每日、每週、每月、每季等，依照對象、空間可使用時間及預算等考量。

園藝治療
——在自然中啟動多元智慧

在「玩樂」情境中，活化「多元智慧」

一、多元智慧（Theory of Multiple Intelligence）的模式

　　以往，語言、數學、空間推理能力，已被認為是決定一個人智慧高下的標準，但是迦納博士（Howard Gardner）駁斥這樣的理論，他認為智慧是用來學習、解決問題及創造的工具，而非狹隘的限制在語言及數學學科上。

對於字詞的順序或意義有特別的敏感度　　**語言智慧**　　**數理邏輯智慧**　　可以處理一連串的推理和識別型態或順序的能力

精確感覺色彩、線條、形狀、空間及它們之間關係，並精確的將感受知覺表現出來　　**空間智慧**　　**肢體動覺智慧**　　有技巧的使用身體和靈巧處理物體的能力

對於音階、旋律、韻律和腔調敏感的能力　　**音樂智慧**　　**人際智慧**　　了解其他人和彼此間關係的能力

能夠了解自我和別人以評估自己情緒生活的能力　　**內省智慧**　　**自然博物智慧**　　擁有辨識和組織環境裡面各種動植物的能力

1. 迦納博士於1983年出版了《智力的結構》（*Frame of Mind*）提出七種多元智慧理論。

2. 迦納博士於1995年，將原本的七種智慧擴展，加上第八項「自然博物智慧」。

3. 1999年又提出「存在智慧」。

二、多元智慧中的「自然博物觀察者」

1. 迦納博士：自然觀察者智慧（naturalist intelligence），是源自人類求生存演化而來，包括觀察自然界中的各種型態，辨認並分類物體，且洞悉自然的或人造的系統。

2. 「自然博物觀察者」的智慧本質：
   （1）「觀察、反映、連結、釐清、統整、溝通聯絡自然界和人造世界的知覺。」
   （2）啟動「五官七感」的覺察力（觀察知覺、環境知覺）。

3. 自然觀察者智慧佔優勢的剖面：
   這類學生愛好大自然的任何景物，可以藉由走向大自然或將自然物帶入教室中，鼓勵學生透過自然的隱喻、明喻、類推來表達自己的觀念、思想或感受。

4. 自然觀察能力的發展歷程：
   （1）基礎技能層次：包含非正式的、直覺的和自然形式的分類（像鳥或像樹的東西），天生的好奇心和探索自然事業的需求。
   （2）複雜技能層次：包含學會辨識和分類動植物的正式系統，並能以更正確的方式和它們互動並研究它們。
   （3）統整層次：包含正式田野研究的訓練，像是植物學、昆蟲學或生物學，以進一步認識、欣賞、運用和接近自然世界。

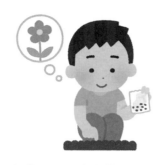 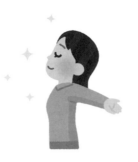 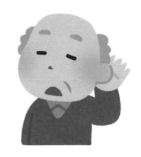

觸覺：透過皮膚的觸覺感知溫度、質地等領略覺察。

嗅覺：不同氣味可能代表不同情感、記憶及個別不同解讀感受……。

聽覺：生活空間與自然中，有著各式聲響、共鳴不同的感受。

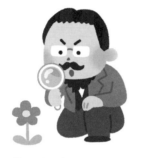 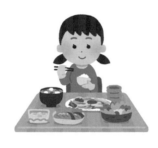 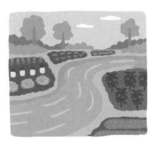

視覺：無論是季節、氣候變化的風景，或是不同文化的表徵、藝術等，通通是可以在自然界、生活中隨手可得的觀賞樂趣，得靠自己細心尋找……。

味覺：味覺體驗是採收後最常見的活動，也是老少咸宜的合作活動，帶來的滿足感是整個活動的最高點……。

田間活動：在田間活動或相關採收活動時，除了栽種者看到花、果實的喜悅，也享受成果採收的成就感。另外，呼朋引伴更是社交關係的互動與提升的來源……。

三、啟動五官六感的體驗：

　　過度執著於園藝相關領域的技巧、美學展現，反而是活動失敗的主因，「好」的活動設計是「因人需要而異」；沒有所謂「最好的活動設計」，只有「最適合的活動設計」。

四、「園藝療法」活動參與中，自動啟動八種「多元智慧」：

1. 語言智慧（linguistic intelligence）：交流分享園藝知識與經驗。

2. 數理邏輯智慧（logical-mathematical intelligence）：配合季節與植物生命週期循環，思考大自然定律及栽培植物總量管理。

3. 空間智慧（spatial intelligence）：覺察自己所處位置的環境空間感知。

4. 動覺智慧（肢體）（bodily-kinesthetic intelligence）：透過園藝活動參與，啟動不同部位的身體知覺。

5. 音樂智慧（musical intelligence）：透過聆聽自然界各種聲音合譜組成的和諧樂章。

6. 人際智慧（interpersonal intelligence）：園藝活動中分工合作及溝通互動。

7. 內省智慧（intrapersonal intelligence）：看見植物生命歷程，參與者經過融入→體驗→覺察共鳴（反思）→分享歷程。

8. 自然博物智慧（naturalist intelligence）：參與園藝活動，親近自然接觸植物的過程，逐步發展八項多元智慧。

參考文獻：

1.《綠色療癒力》，沈瑞琳著，2010 年。

2. Howard Gardner(1995) *The disciplined mind: What all student should understand. New York*: simon&schuster.

3. Howard Gardner(1983) *Frames of Mind: The theory of Mul-tiple Intelligence.* New York：Basic Book.

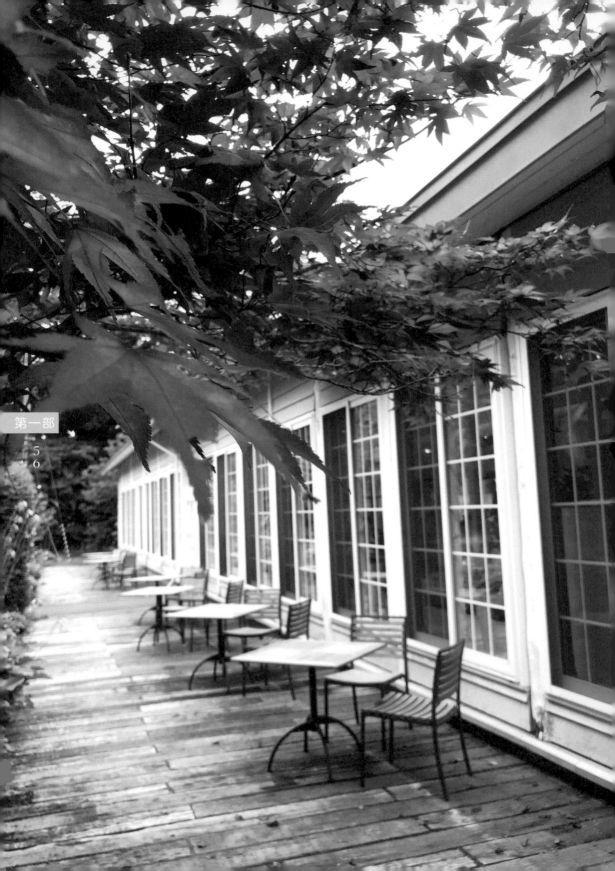

「園藝治療」療癒的歷程

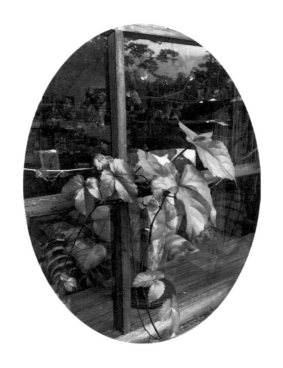

　　「園藝療法」是一個以注意力恢復理論（Attention Restoration Theory , ART）為基礎，加入了醫學、社會福利、護理、特殊教育、諮商輔導、園藝（蔬菜、花卉、果樹、景觀、園產品加工）、教育、農藝⋯⋯等，多元專業跨界整合而成的輔助醫學（沈瑞琳，2010）。 啟動五官七感的園藝療癒活動（教案），透過**「融入→體驗→共鳴（感動）→分享（回饋）」的活動歷程**，可以讓參與者產生不同層次的身心靈正向效益（沈瑞琳，2010）。許多研究文獻指出，人們可以藉由自然的景觀環境或參與園藝相關活動，獲得生理、心理、社交能力及教育等方面的正面效益。

園藝治療活動規劃設計的兩大類型

純觀賞式的「景觀療癒」

以自然或人造景觀環境組成的元素，作為刺激感官的工具。

園藝治療師可設計於綠意空間中，進行園藝療癒活動，主要以開啟五官七感，悠然接收自然給我們的自然療癒能量；或者在自然環境中進行一些活動，獲得身體、心理、社交等多面向的健康促進。

景觀療癒（Landscape Therapy）是生活中可以自己進行的療癒方式，不一定要做什麼，只要單純享受當下的每一個遇見，即是療癒。

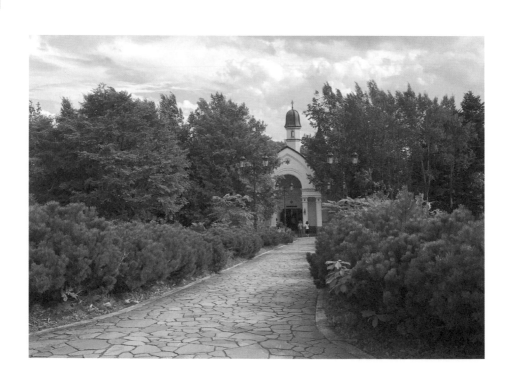

「活動參與型」的園藝治療
實際動手參與的體驗型感知

　　這類的園藝療癒為實際動手參與形式，以體驗感知方式進行，其活動空間依照教案需求進行安排，不限制於綠意包覆的環境，室內、外空間皆可進行，主題以花卉、蔬菜、果樹、園產品加工、景觀、農藝等為主軸，啟動五官七感的活動參與。

　　可規劃在花園中照顧植物、陪伴植物一起成長的持續性活動，也可以運用植物的回饋產物，開啟綠栽培以外的綠藝術、綠遊戲、綠用品、綠飲食等五官七感體驗。

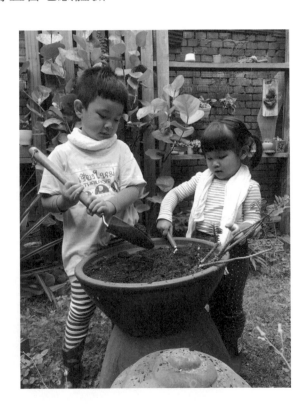

參考文獻：

《綠色療癒力》，沈瑞琳，2010年。

如何決定園藝治療活動的類型？

　　活動類型採因地制宜，需視參與者、治療目標、可及空間條件、活動預算等相關條件，進行整合評估後，再做決定。

　　「景觀療癒」、「活動參與型」的園藝治療類型，無關誰優，皆可達到紓緩身心、療癒身心靈、身體活動提升健康、社交能力提升、生命體驗等多面向的效益。

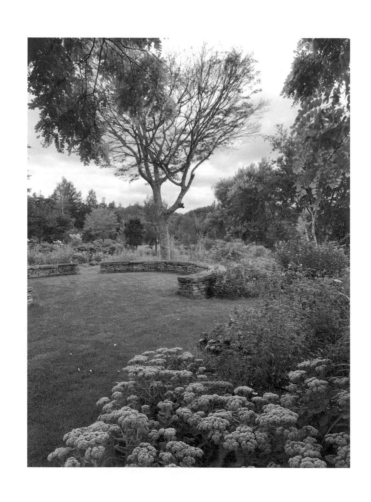

全球及台灣園藝治療發展概況與重要發展歷程

　　藉由參與園藝活動、親近自然、走出戶外綠意空間等活動（行為改變），可以讓人重新獲得生命能量的觀點與發現，源自何時？我們從西方文獻資料來看，遠自古埃及時代，古埃及、希臘和羅馬時期，都有醫生將在「花園散步」、「接觸陽光」、「呼吸新鮮空氣」與「植物接觸」等，用於治療某些心理疾病。當時御醫（醫師）開立給病人的處方是一帖，「在平靜無安全疑慮的花園中散步」，醫生們發現，這樣有助病患緩和身心及穩定情緒。

　　由此可見，自古以來都認為特定的自然環境，有益於身心健康。然而，園藝治療（Horticultural Therapy）（ホーティカルチュラル・セラピー）則是將過去前人的智慧整合，並發揚光大之。「園藝治療」經由跨領域的專業規劃設計，採藉大自然一切元素，舉凡植物、氣象、生態等，透過觀察、活動參與或放空發呆，啟發人的五官七感及社會關係促進，從視覺、聽覺、嗅覺、味覺、觸覺以及心感（接觸自然大地，感受自然界的生命能量，產生愉悅的心情），讓人在放鬆、無壓力的狀態下，自然而然達到恢復身體機能、撫慰人的心靈，以及社交關係活化，這樣藉由自然元素或空間，依照個人狀態與健康促進目標，經過專業園藝治療師評估後再進行規劃設計，以安全無虞的優先條件考量下，將有助於治療病人，讓亞健康的人趨於健康，健康的人持續維持在身心靈健康狀態。

園藝治療重要發展歷程

1865 年　美國知名的景觀建築師奧姆司特（Olmsted）即提出「只是觀看自然景色，也可讓都市居民達到放鬆身心的效果，解除或降低來自都市生活的壓力，並對於情緒及生理狀態具正面效益。」他並認為接觸大自然能「讓心靈在不感到疲倦的情況下活動運轉，並獲得紓緩且充滿活力，這個藉由心理影響生理的效果，使身心靈獲得休息，重現新的朝氣」。

1892 年　威廉・詹姆斯（William James）提出注意力理論，將注意力分成兩種類型，「自主性注意力」（voluntary attention）、「非自主性注意力」（involuntary attention）。

1940 年 至 1954 年　因第二次世界大戰，美軍傷兵不僅承受身體的傷痛與肢體的殘缺，並伴隨創傷症候群的心理狀況。為協助這些退役軍人身心恢復及重返社會，美國設立退役軍人醫院，安排傷兵必要的積極治療，也接受園藝輔助治療，美國發現這種療法對於輔助退役軍人有許多實證效益。

1955 年　密西根州立大學（Michigan State University）是第一所授予園藝/職能治療碩士學位的學校

1973 年　美國國家園藝治療與復健協會（National Council for Therapy and Rehabilitation through Horticulture，簡稱NCTRH）正式成立，推廣園藝治療、執業註冊制度，並授予園藝治療師認證資格。

1975 年　米哈里（Mihaly Csikszentmihalyi）提出，透過活動的參與（投入），達到「全神貫注」、「渾然忘我」的心理狀態，稱為「心流體驗」。此種體驗被認定是絕佳又優質的經驗（體驗）。

1978年	歐洲成立園藝治療協會（Horticultural Therapy Association）。
1983年	美國學者尤里希（Ulrich）發表，他在1972至1981年間，於賓州醫院進行觀察發現，膽囊手術後病患轉入普通病房後，可見窗外植物病房的病人（實驗組），比窗外只見紅磚牆（比較組）的病人，提早恢復出院，並且對於醫療滿意度較高、止痛劑的使用量也較少。
1984年	愛德華・威爾森（Edward Osbornc Wilson）在他的著作《親生命性》中，定義「親生命性」為與其他生命形式相接觸的欲望，他主張喜愛親近自然世界的本能（大自然與動物）是人類的本質。
1987年	加拿大園藝治療Canadian Horticultural Therapy Association；CHTA）成立，推展園藝治療在加拿人的運用、發展健全的園藝治療教育計劃準則、管理與支持會員為服務職志。
1988年	美國國家園藝治療與復健協會（1973年成立NCTRH）正式稱為美國園藝治療協會（American Horticultural Therapy Association，簡稱AHTA）
1989年	美國學者卡普蘭夫婦（Kaplan & Kaplan）提出「注意力恢復理論」，作為療癒空間評估指標。「注意力恢復要素」有四項：「遠離日常生活」（being away），遠離日常生活或有壓力的生活圈（方式或空間）；「延展性」（extent），感受像是另一個世界般的寬廣；「魅力性」（fascination），吸引人的元素（花、葉、鳥、蟲、水、光……）；「相容性」（compatibility），滿足個人不同特質、需求的行為。這些是療癒景觀評估研究中，經常使用的評估指標。

| 1995 年 | 日本園藝治療研究會（Japan Horticultural Therapy Society；JHTS）秋天成立，以協助園藝治療相關領域的綠化、美化、園藝、教育、福利、醫療保健等，持續穩定成長。 |

| 2000 年 | 台灣中國文化大學景觀學系，開設第一門景觀園藝治療課程，台灣首次成立和園藝治療相關課程。 |

| 2002 年 | 韓國園藝治療協會（Korean Horticultural Therapy Association）成立。提出透過參與園藝治療活動、持續動腦筋思考、自信心的恢復與提升、刺激長期及短期記憶、傳授知識與智慧都是園藝治療產生的效益。 |

| 2004 年 | 國立台北護理健康大學的「癒花園」是台灣首座悲傷療癒花園，並於同年啟用。其花園結合自然、藝術與失落悲傷情緒的照顧，並作為諮商歷程運用，營造自然與人文合一的自我照顧與學習環境。 |

| 2004 年 | 華岡興業基金會成立園藝治療研究中心，以永續園藝治療議題的研究發展為宗旨，並進行園藝治療師培訓推廣教育與認證。 |

| 2006 年 | 文化大學推廣教育中心，開辦園藝治療師認證課程，由郭毓仁老師授課。 |

| 2006 年 | 日本NPO法人「日本園藝療法士協會」成立。 |

2007年 5月	菅由美子理事長創立亞太地區國際園藝治療協會（Asia Pacific Association of Therapeutic Horticulture；APATH）成立。主要目的在推動園藝治療的研究和實踐、關懷與照顧亞太地區和世界各地的自然環境與人類福祉、有助於促進建立健康與和平的社會繁榮、維護並保持自然與人類的尊嚴，同時積極辦理亞太地區國際園藝治療師的認證。
2007年 5月19 至 20日	台灣辦理第一屆「園藝療法國際研討會」，地點：國立自然科學博物館，當時「台灣綠色養生學會」尚未成立，但會議由後來創會理事長陳建仲醫生等人負責規劃舉辦，並接待外籍講者在台交流事宜。在大家的期待下，開始規劃「台灣綠色養生學會」成立事宜，學會籌備期間，持續辦理台灣每年的園藝治療研討會至今。（2020年止辦理第15屆）
2007年	中華民國人與植物學會成立。主要宗旨：為了結合人與植物學術研究及實務技術，提倡並推廣園藝健康效益進而提高國民生活品質。
2008年	香港園藝治療協會成立（Hong Kong Association of Therapeutic Horticulture；HKATH）成立。透過植物與人的結合，提升生活素質。推廣及發展園藝治療、提供園藝治療訓練課程及活動、提供有關園藝治療資源及支援、推行有關園藝治療學術研究。
2010年 1月	「台灣綠色養生學會」成立（Formosa Green Care Association；FGCA）。由當時慈濟醫院台中分院中醫部陳建仲主任擔任創會理事長。以建構與植物相關之綠色環境和活動設計，維護人類身心靈整體健康的推廣，並促進綠色養生之發展為宗旨。同年「台灣綠色養生學會」代表台灣加入「亞太區園藝治療協會」，成為正式會員國及籌辦委員國之一。並為當時「亞太地區國際園藝治療協會」（APATH）委託辦理「園藝治療師HTA、HTR、HTM」唯一認證課程單位。

2010年	台灣第一本園藝治療跨領域專書《綠色療癒力》出版，作者：沈瑞琳，麥浩斯出版社。此書成為華人園藝治療工作者、教育課程及研究常指定之專書。
2010年	台灣辦理第四屆「園藝療法國際研討會」，「亞太區國際園藝治療協會」與「台灣綠色養生學會」簽約締盟（當天韓國也簽約締盟），授權台灣地區的園藝治療工作者將透過學會取得APATH的園藝治療技士（HTA）、園藝治療師（HTR）、園藝治療教師（HTM）的資格認證。在本年度於台北、台中、花蓮的國際研討會中，台灣第一批的園藝治療師約25人接受授證，這批台灣推動園藝治療的先驅者中，有醫師、研究員、園藝景觀講師等各領域的專家。
2011年	台灣大學園藝暨景觀學系開辦「園藝療法」課程。
2012年6月	P&G寶僑集團於大陸寧波辦理「恒美新生」大會，邀請《綠色療癒力》一書作者沈瑞琳老師，以「自然之道」為題演講並辦理體驗工作坊，與會的媒體界菁英們首次聽聞「自然療癒」一詞，深受自然療癒感動，陸續發表相關文章分享，開啟大陸自然療癒炫風，「自然療癒師」一詞就此廣為人知。
2013年	台北女子監獄開辦「受刑人園藝治療課程」，作為重返社會前的準備，由沈瑞琳老師進入監獄場域授課，課程包含園藝治療相關理論、實務體驗工作坊等。期間安排心情分享回饋，參與者對於自然療癒歷程很受感動，並提出在刑期滿後出獄，會記得這個美好經驗，結交「植物」與「自然」的正向朋友。
2013年3月至7月	宜蘭佛光大學「未來樂活產業學系」開設「園藝治療」三學分課程，講師聘任綠色療癒力學院沈瑞琳院長授課，課程包含園藝治療相關理論、實務體驗工作坊、實地景觀療癒體驗課程、實習等。

2013年	「台灣園藝輔助治療協會」成立，黃盛璘老師擔任創會理事長，協會辦理園藝治療相關認證課程與資格授予。成為台灣第三個辦理認證課程單位。
2013年	台大園藝景觀系開設「園藝療法」開放式課程，由張育森教授、張俊彥教授、陳惠美教授、許榮輝教授等聯合授課
2014年 至 2016年	台南中華醫事科技大學辦理「樂齡大學」，開辦「園藝治療」課程，邀請綠色療癒力學院沈瑞琳院長，擔任課程講師。課程包含園藝治療相關理論、實務體驗工作坊、景觀療癒體驗課程等。並提供長照系學生，親身陪伴高齡者之見習與實習場域課程。
2015年 3月至 7月	台中東海大學「高齡化社會與產業」系列課程，開辦全校跨領域選修課程，其中「景觀與園藝治療」課程，由景觀系黃章展主任與綠色療癒力學院沈瑞琳院長，為共同課程講師。課程包含園藝治療相關理論、實務體驗工作坊、景觀療癒體驗課程、高齡場域見學等。
2015年	台灣園藝福祉推廣協會成立，以辦理園藝福祉相關研究、教育訓練、認證制度，推廣城市園藝、療癒與中年人長照樂活工作。認證「健康園藝師」、「健康園藝士」資格。
2016年 9月至 2017年 2月	中華醫事科技大學「長照系」開辦「園藝治療」、「療癒景觀」課程，為二技與四技之必修課、研究所選修課程，聘任綠色療癒力學院沈瑞琳院長為兼任講師，全程授課。課程包含園藝治療相關理論、實務體驗工作坊、實習等。安排修兩門課程之長照系學生，參與「樂齡大學」園藝治療課程，透過實際親身陪伴經驗，實踐課堂所學知識，奠定日後進入長照市場服務時的多元能力與長輩互動經驗。

2016年	亞洲園藝療法聯盟（HTAA）在日本九州成立，西野憲史醫師擔任創會理事長。HTAA的成立是有鑑於亞洲國家園藝治療蓬勃發展，企盼建立亞洲交流發展平台，每兩年辦理一次研討會。台灣代表邀請綠色療癒力學院沈瑞琳院長，代表出席成立大會。大陸代表邀請清華大學李樹華教授。
2017年 9月至 12月	台中中州科技大學「景觀系」開設「園藝治療」、「景觀療癒」課程，聘任綠色療癒力學院沈瑞琳院長，擔任業師授課。課程包含園藝治療相關理論、實務體驗工作坊、實習等。
2018年	香港成立「園藝治療專業發展協會」，推動園藝治療活動及相關培訓課程。
2018年	《園藝治療：香草療癒你我他》一書出版，記錄台灣在地的園藝治療實務經驗，並分享園藝治療實務推動教案。作者：沈瑞琳，麥浩斯出版社。

園藝治療歷史，繼續發展中

從相關發展歷程，可以看到園藝治療的歷史脈絡，以及全球各地園藝治療團體（單位）陸續成立，並成為大學院校的必修或選修課程。實務推動面，也在病人與身心障礙者以外，發展出不同服務對象，透過生命的回饋，確立「園藝治療」對於人類的健康促進效益與貢獻，並作為輔助傳統醫療的一種療法選項。

園藝治療藉由自然環境、生態與植物，為人類「維持健康」、「找回健康」的推動而努力。因為大地之母之愛，還有很多人用心深耕、培訓專業人才、落實第一線的服務，這一切是眾人所成就之事，皆非單一一人所能成就。回顧台灣十數年來的園藝治療發展，從困境到被接受、開辦認證課程，服務各類對象，至今蓬勃發展，廣被大眾接受與肯定，是非常感恩的歷程。（還有許多歷史歷程，本書未一一羅列，請自網路參考搜尋）

「園藝治療」一詞，在台灣得以大大開展的成就因素之一，大家還記得嗎？我一直感念著，2007年5月19至20日台灣辦理第一屆「園藝療法國際研討會」，地點在台中的國立自然科學博物館，這次盛會的發起人是日本的菅由美子老師，她邀請在國際間的園藝治療友伴、來自多國的頂尖園藝治療講師們，採講師自購機票來台模式，為台灣發展園藝治療，開啟第一場歷史性的國際研討會。當時，由慈濟醫院台中分院中醫部陳建仲主任主導，並邀請慈濟的師兄姐組成研討會團隊，以及植物界國寶級人物科博館嚴新富主任，還有其他默默一起成就的協助者，成就了台灣第一場園藝治療國際研討會。這個艱辛、溫暖又專業的開端，成

就了日後台灣每年的研討會，也促成「台灣綠色養生學會」的成立，以及後續「台灣園藝輔治療協會」等團體成立。

　　台灣園藝治療的發展與細緻度，受到全球矚目，台灣流的園藝治療也受到國際間的肯定與演講邀請。這些年來，在國際舉辦的無數園藝治療研討會，都可以看到台灣優秀的人才受邀出席分享。以農立國的台灣和自然、植物間，有著密不可分的情感與生活連結，儘管初期「園藝治療」一詞出現在台灣時引起許多不同觀點的論戰，但親近自然、尊重自然、與自然共處、友善栽種、農務活化身體機能、植物帶給人正向情緒、植物喚起內省智慧、刺激五官七感提升……這些大地給我們的綠色療癒力，是最好的天然好禮，療效無庸置疑。

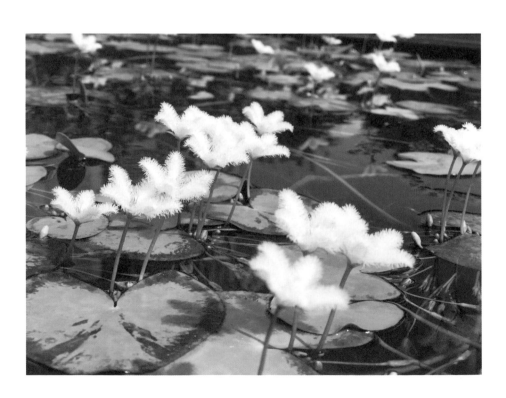

「園藝治療師」是世代趨勢當紅行業

　　如果您已經確立「園藝治療師」的工作，是自己嚮往的志業。您即可進入下一步，尋找拜師學藝的老師，但老師沒有所謂「最好」的，只有「最適合」自己的。如何找呢？到園藝治療（園藝輔療）市場中，選擇「理念」與「目標」相近的導師拜師學藝去（園藝治療認證培訓系統課程）。

　　經歷了培訓的學習過程，相信您將更確立自己未來的工作樣貌，但結訓取得證書，不代表您可以進入第一線服務喔！而是要跟緊後續實習機會，累積第一線實務經驗最重要。因為經過不斷的從旁觀察學習，累積實務經驗，準備好足夠的能力與能量後從容上場，才能以自己的優勢特長發展出可以「感動自己、療癒他人」的園藝治療課程與療癒計畫。而開啟「心」人生，自助助人的幸福旅程也將隨之啟程！

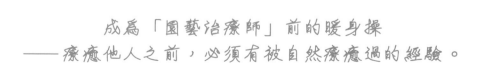

成為「園藝治療師」前的暖身操
——療癒他人之前，必須有被自然療癒過的經驗。

「園藝治療師」是一份什麼樣的工作？

「成為園藝治療師之前，必須有被自然療癒過的經驗。」

＊先「自助而後助人」的工作。

園藝治療師本身，在自然中或與植物互動的過程中，感受大自然的療癒力，舉凡任何啟動五官七感的感知，對於身體面、心理面或社交關係皆會產生促進效益。先療癒了自己，再將這份從大自然或植物接收到的正能量，透過跨領域專業訓練後，經由內化而產出，轉化成可以傳遞的知識或方法，引領他人進入這個美好的自然療癒中，這是一種不單靠知識傳遞，而是身體力行後的生命經驗能量。

＊持續不斷的跨界學習，整合並提升本職專業。

園藝治療市場服務的對象多元，生命個別差異大，因此，必須不斷的提升自己的專業。同時，跨領域的學習也很重要，閉門造車者若無法提供參與者多元的服務，將會被市場機制淘汰。

＊開放心胸跨界合作。

為因應參與者多元的目標需求，單一專業不足以滿足持續性的服務，因此，應以參與者的需求為中心，發展整合跨領域的教案規劃，而非墨守成規提供自己能力有限的服務。

＊身體力行地執行知識，內化後產出，這是一份自然而然且快樂分享的工作。

*園藝治療現場，不是園藝治療師的個人秀舞台。

如何發揮自身與自然互動過的感動，「感染」他人，透過自然的療癒力「邀請（引領）」參與者進入自然與植物的美好世界中，真實而樸實的「分享」，勝過教授滿滿的園藝專業知識，或園藝專業技能，千萬別讓課程主軸變成純粹的園藝課。

*對自然不懂謙卑，對植物生命沒有尊重，對栽種環境不友善，請不要說你是園藝治療師。

如果自己是因為感受過植物或大自然的綠色療癒力，而起心動念進入了園藝治療工作，那麼您如何忍心傷害這些默默為維持人類健康，而付出的自然界朋友們呢？

*「莫忘初衷」是園藝治療師持續躍進的信仰力量。

如果上述，都符合您對於園藝治療工作的願景與期盼樣貌，歡迎您快快加入園藝治療領域，一同來協助更多人，「遇見自己生命的春天，發現生活的小確幸」。

當您真的進入自然療癒的領域中，您將發現原來自己的生命，還有那麼多可能的樣貌；原來看似在療癒他人的工作，其實自己獲得更多療癒能量；忙碌工作後，心裡的感動與溫暖取代了身體的疲憊，原來有這麼多的原來……。

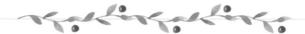

＊園藝治療師是「工作」、「使命」，也是「志業」。

園藝治療師需具備「一知一熱一同九給力」（九諧音：就）——

一知：豐富的「知識」。

一熱：滿滿的「熱忱」。

一同：「同理」。

九給力：「觀察力」、「學習力」、「包容力」、「理解力」、「毅力」、「挫折忍耐力」、「苦力」、「體力」、「美學力」。

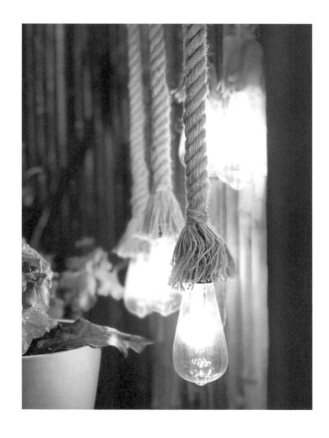

2

景觀療癒理論

何謂「景觀療癒」？

　　人們在自然景觀環境中不一定要做什麼，只要單純享受當下的每一個遇見，開啟自己的五官七感，悠然接收自然給我們的自然療癒能量（訊息）；或在自然環境中進行一些活動，獲得身體、心理、社交等多面向的健康促進，這即是景觀療癒（Landscape Therapy）。任何一種親近植物、走入自然的形式，都是啟動人與自然連結的 QR Code。

　　「景觀療癒效益」經過許多實證研究發現，「觀看」或「身處自然綠意覆蓋的空間」中，可以獲得療癒、紓壓、提升專注力……等效益，例如「觀看自然景觀可以減輕壓力」、「心曠神怡的綠色景觀，可以恢復注意力」、「園藝，可減輕精神壓力」等。就算不是親臨自然現場，單是觀看風景圖面（畫），也可達到療癒紓壓的效益；所以生活空間選掛自然風景畫，也是療癒的開始。

　　景觀療癒理論中，卡普蘭夫婦（Kaplan & Kaplan, 1989）所主張的景觀復癒性，以功能演化的觀點提出「注意力恢復理論」（Attention Restoration Theory，ART），強調具有某些特徵的環境，可以促進人們心理的恢復效益，讓疲勞精神獲得恢復或其他身心受益的效果，稱之為恢復性體驗，達到此類效果的環境稱之為恢復性環境（restorative environment）。

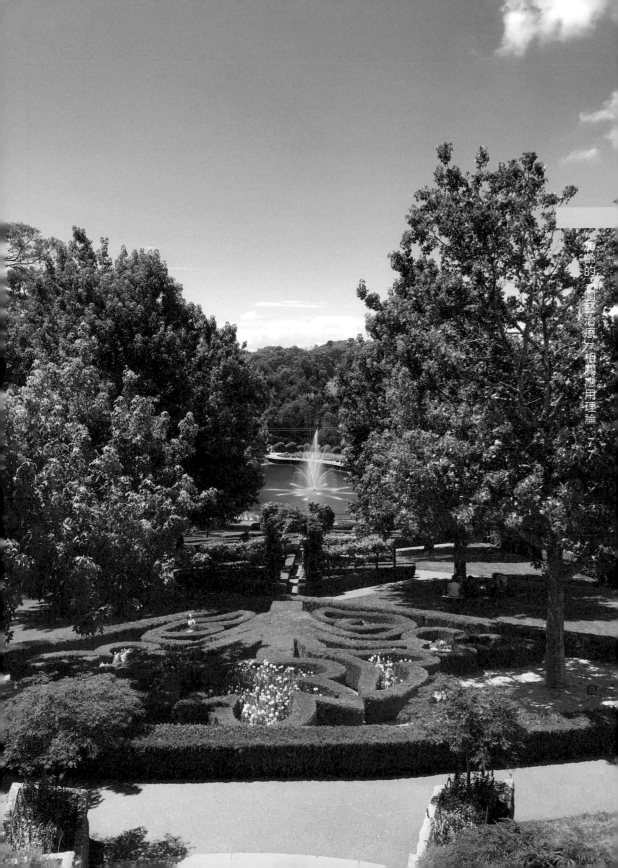

注意力理論

注意力（attention）含括兩種型式：

「自主性注意力」（voluntary attention）

「非自主性注意力」（involuntary attention）

當人過度使用「自主性注意力」會造成精神疲勞，這屬於耗費精神，感到疲勞及壓力的增加（例如：長時間工作、上課）。

「非自主性注意力」可以讓疲勞的注意力獲得恢復，讓人精神的疲勞感減輕（例如：散步中遇見美麗的花朵、聽見鳥鳴等，美好的情緒感知）。

1995年，卡普蘭夫婦（Kaplan&Kaplan）並進一步提倡「非自主性注意力」，有助於減輕精神疲勞，具有讓精神獲得恢復的要素。自然景觀中，這類元素比都市景觀還多。

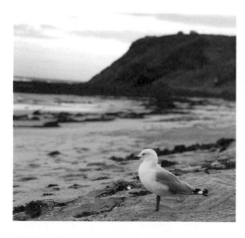 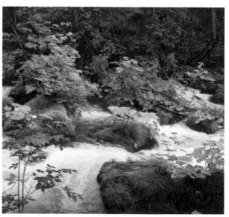

參考文獻：

威廉‧詹姆斯（William James, 1892）

注意力恢復理論

療癒空間評估指標
ART 注意力恢復要素

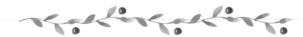

「遠離日常生活」（being away）
遠離日常生活或有壓力的生活圈（方式或空間）。

「延展性」（extent）
感受像是另一個世界般的寬廣。

「魅力性」（fascination）
吸引人的元素（花、葉、鳥、蟲、水、光……）

「相容性」（compatibility）
滿足個人不同特質、需求的行為。

參考文獻：

卡普蘭夫婦（Kaplan & Kaplan, 1989）

「景觀療癒」如何做？

在自然中啟動自己的五官七感覺知，遇見環境中的生態及其他元素，會對人產生不同的療癒力，例如觀看風景（視覺）、聽見潺潺溪流聲或蟲鳴鳥叫（聽覺）、樹葉悉窣的聲音（聽覺）、嗅到芬多精或花香（嗅覺）、品嚐鮮果（味覺）、在戶外空間伸展肢體及增加身體的活動（觸覺及動覺）等，自然而然接收了自然能量，因而感到放鬆、愉悅的情緒。

心靈層面的「放下」、「轉念」、「共鳴生命的鼓舞」，即是景觀療癒與生命共鳴的途徑。所以就算無法自己擁有一座療癒花園，經常性地回歸自然，或走進綠意覆蓋的環境中，也是獲得綠色療癒力的脈絡路徑。

景觀療癒活動，因人而異。有人喜歡透過旅行體驗異地療癒的美好；有人天天就近散步於生活周邊的鄰里公園、校園等，也是可及度高的療癒空間。然而，療癒效益無關空間大小、距離遠近或進行時間長短，而是取決於個人的主觀感受。因此「景觀療癒」沒有標準形式模組，就算同一個時間與空間，覺知感受也不一定相同，因為「感受」是主觀的，應尊重每個人的覺知感受，無關好壞。

所以，無論生活、工作有多繁忙，也別忘了多親近自然，重新啟動自療力，讓身心靈都獲得健康滿足，再出發。

健康者維持在健康狀態，
亞健康者趨向健康，
有疾病者重獲健康，
是「景觀療癒」讓人產生的健康促進效益！

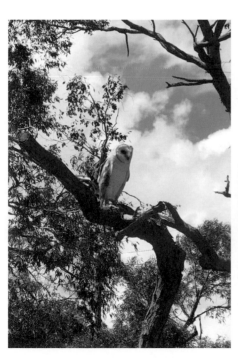

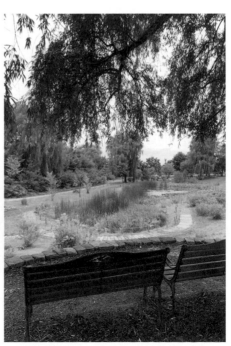

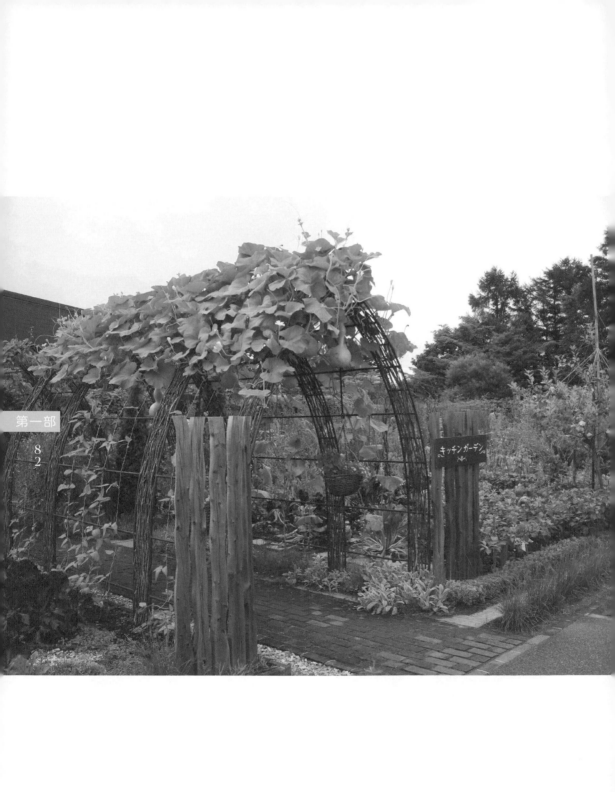

3

加齡者青睞的景觀形式
——「可食地景」

何謂「可食地景」？

「可食地景」（Edible Landscaping）即選擇「種植可以食用的植物」，採用「兼具景觀效果」的搭配種植方式，所創造的景觀空間。它可以讓空間活化，增加多元利用的功能性，同時又可提供五官七感體驗，促進社交活動參與，健康效益多。

可食用的植物，包括蔬菜、水果、香藥草、無毒可食的裝飾花卉（居家美化或餐盤搭配）等，可依種植環境、相關的主客觀因素與需求來決定種類及數量。

規劃設計時，除了依照植物成長的相關需求條件配置外，未來園區照顧管理者的管理能力（包含維管時間）、使用者的需求等，皆是考量評估因素。美質展現，則可藉助景觀設計素材來呈現，例如：鋪面材料、裝飾材料、水電配置、休憩設備、管理步道等，皆可形塑出一座主題風格的食用綠空間。

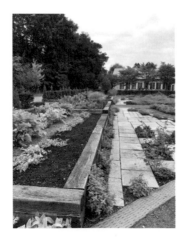
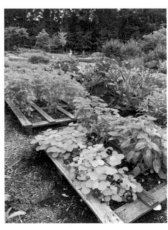

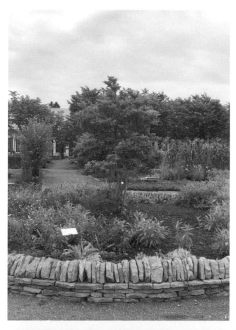

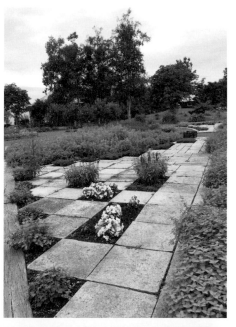

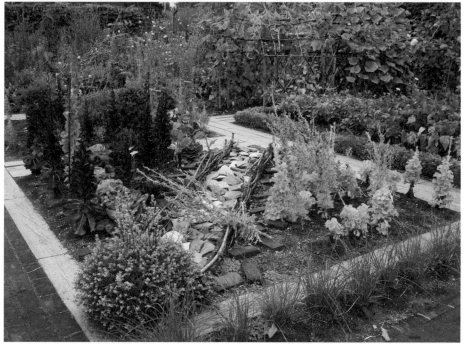

可食地景的空間大小，並無特別的限制，可因地制宜。主要以可及的使用空間為設計基地，例如環境中低度使用空間、閒置綠地空間、鄰里閒置空地、社區中庭、屋頂、個人庭院或露陽台等，都可活化利用。

打造一座無關大小坪數，但兼具休閒、生態、社交、教育、景觀及食物園產品產出等效益的可食地景，即摘即食，可縮短食物里程，並增加生活的田園樂趣，更能吃得安心。「可食地景」是非常值得推廣的一種綠生活的體現，透過親近綠自然，天天藉由園藝啟動自我療癒機制，是很推薦的園藝治療花園形式。

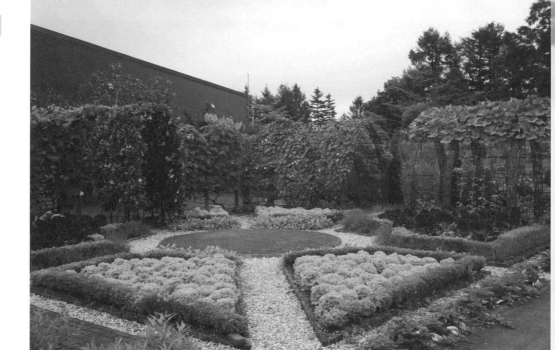

「可食地景」
推動「食農教育」並活化社交關係

　　「可食地景」具有許多特點與優勢，過去我們都應用在空間活化、資源循環利用、提升並創造空間的多元價值，我認為可食地景也是環境教育、生活教育、飲食教育、健康教育、生命教育等實踐多元教育的延伸場域。

　　從加齡者的角度而言，這樣的景觀花園形式非常受到青睞，除了是適合加齡者呼朋引伴的交誼場域外，更是隔代間互動的最佳處所，透過農務的參與，長輩還可以幫孩子們來堂食農教育喔！

　　就算過去沒有農務經驗的加齡者，也可以在可食地景中，開始摸索農務知識與栽培樂趣。加齡生活就是要透過不斷加入新元素，才會滋養生命，讓生活的趣味多更多。

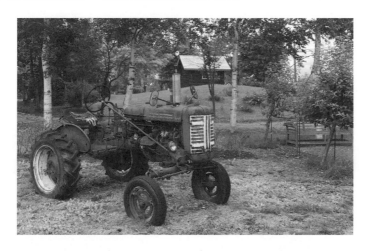

改變生活型態，從親近自然開始。

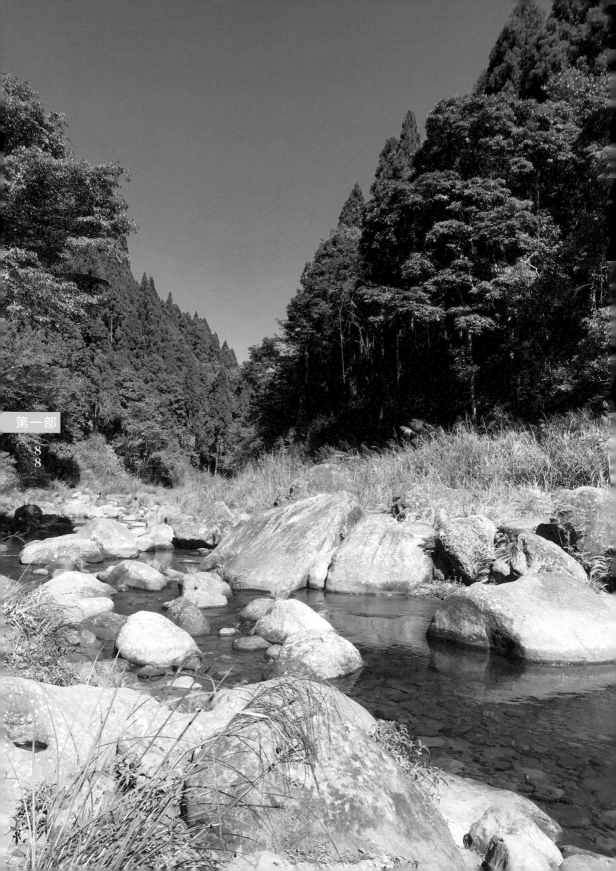

4

加齡者的森林療癒

何謂「森林浴」？

「森林浴」（Shinrinyoku, Green Shower）一詞是由日本創造出來的，指在森林裡，沐浴在樹木揮發的芬多精（芳香性碳水化合物）環境的狀態，獲取生理與精神的療癒行為。

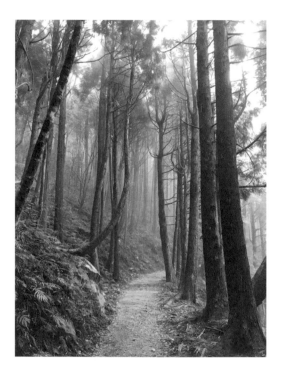

何謂「森林療癒」？

所謂森林療癒（Forest Therapy），有醫學證據證實，利用「森林浴」效益佳，並且在森林環境中，有助於身心健康的維持與促進，可作為疾病預防的目標。在日本則認為「森林療癒」是森林浴的新組合總稱，以醫學的實證研究作為基礎，森林提供了人類舒適性、健康維持、療癒效益等活化促進。

森林療癒的誕生史

1930 年   蘇聯列寧格勒大學的托金（B.P.Tokin）教授所提出，他發現森林中的清涼感、紓壓現象，是樹木為了守護自身釋放出的「芬多精」，是為了消滅有害的細菌、原生蟲類等所產生的防禦物質。

1936 年   日本化學家野副鐵南先生，從台灣檜木中（台灣扁柏，亦稱黃檜，日語「Hinoki」）抽出檜木醇結構式，發現其具有殺菌的作用並獲得證實。大阪帝國大學理學部授予理學博士（托金的想法首度獲得科學證實）。

1982 年   當時的日本林野廳長官秋山智英，將沐浴在芬多精環境下的行為，稱為「森林浴」，並加以提倡推動。

1983 年   日本長野縣上松町的國有林，在赤澤自然休養林中，辦理第一場森林浴大會，因此此地被稱為日本的「森林浴發源地」。

何謂「芬多精」?

- Phytoncide是俄羅斯語,(日語:フィトンチッド,python「フィトン」是指植物。cidere「チッド」是指擁有殺死其他生物的能力。)
- 芬多精是植物所散發出來的萜烯類物質(日語:テルペン)(英語:terpene),芳香性碳水化合揮發性物質來自樹幹、葉子,釋放於空氣中。芬多精即是植物的自我防禦系統。

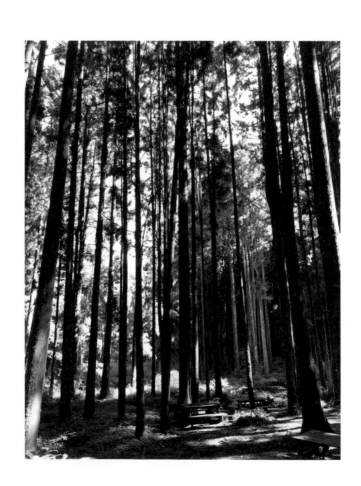

何謂「負離子」？

　　負離子（Negative ion 或 anion）又稱為「空氣維他命」，舉凡瀑布、溪水、噴泉等撞擊出的水花，植物光合作用製造出的新鮮氧氣，以及太陽的紫外線等，都可以產生負離子。

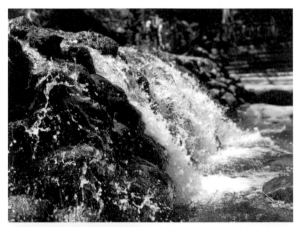

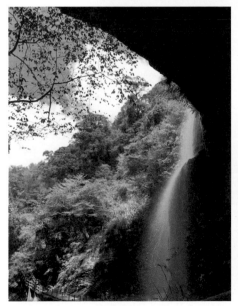

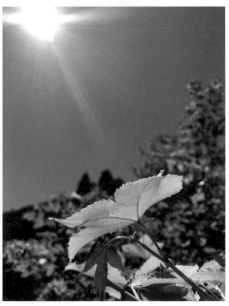

森林植物自我淨化作用

芳香性碳水化合物在部分氧化作用時，產生負離子物質，有了以下的效果：

1. 忌避害蟲。
2. 抑制有害菌活性。
3. 除臭效果。
4. 精神安定效果。

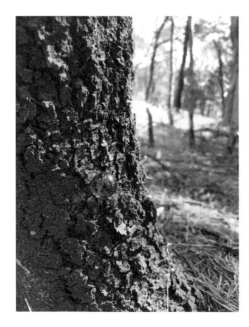
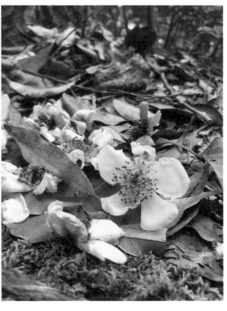

健康森林的療癒效益

自然與森林醫學國際協會（International Society of Nature and Forest Medicine, INFOM）提出：

1. 降低壓力賀爾蒙濃度。
2. 放鬆狀態，副交感神經活動活絡。
3. 抑制高緊張狀態的交感神經活動。
4. 收縮壓、舒張壓、血壓值及脈搏數的改善。
5. NK 細胞活性增強，是免疫功能的改善指標。
6. 抗癌蛋白質增加。
7. 脂聯素，又稱脂聯蛋白（日文：アディポネクチン，英文：Adiponectin），為脂肪組織所分泌的蛋白質，也會增加。

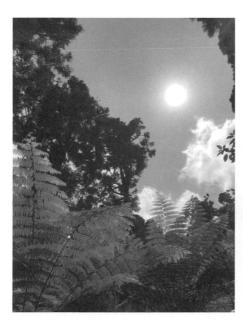
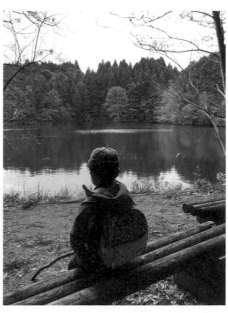

日本針對加齡化社會的
三個森林創造的構想

（林野廳計劃課　森林綜合利用・山村振興室提出）

1. 醫療・福祉的森林
   疾病、加齡等伴隨的必要醫療與照護。

2. 療養・保養的森林
   病後的體力恢復等必要的療養與保養。

3. 生活習慣病的預防森林
   預防生活習慣病（健康促進）。

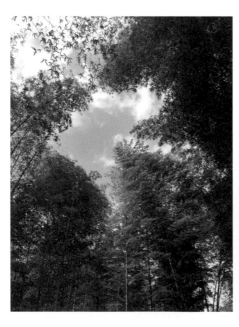
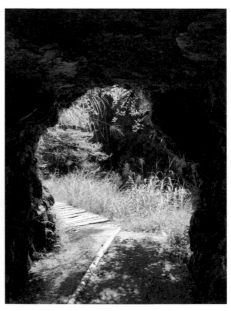

5

加齡來臨一點通

認識加齡的狀態與自己

　　日本復健及高齡專家西野憲史醫師，以四個圖表「導致加齡者的意欲低下成因」、「加齡者的健康生活法則」、「身體機能的低下介入非藥物療法的可能」、「提升加齡生活質量的建議」等，讓加齡者更認識自己，或家中有加齡者時，給予更多理解與支持，更是執行高齡園藝治療的園藝治療工作者，一定要知道的知識。

導致加齡者的意欲低下成因

　　隨著年齡增加，日常生活會發生一些變化。

- 身體機能、經濟能力受到限制
- 與社會的關係及聯繫減少
- 活躍的場域減少

- 身體活動力低下
- 精神活動力低下
- 社交能力低下

意志消沉

加齡者的健康生活法則

「情緒」決定未來

情緒狀態	
• 開心的 • 達成感 • 滿足感	• 悲傷的 • 恐怖的 • 苦痛的 • 慘痛的
↓	↓
• 有向前進的 　未來感	• 失落 • 情緒低下
↓	↓
• 有活動力的 　生活	• 不想動 • 憂鬱症
↓	↓
• 有社交活動 　參與意願的 　生活 • 失智症改善	• 臥床 • 發生失智症 　的可能

身體機能的低下介入非藥物療法的可能

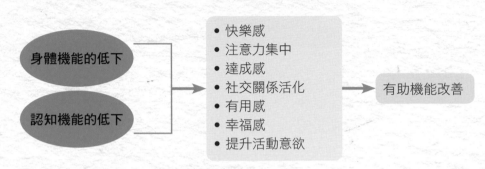

非藥物療法
（替代醫學或另類醫學）

身體機能的低下

認知機能的低下

- 快樂感
- 注意力集中
- 達成感
- 社交關係活化
- 有用感
- 幸福感
- 提升活動意欲

有助機能改善

提升加齡生活質量（QOL）的建議

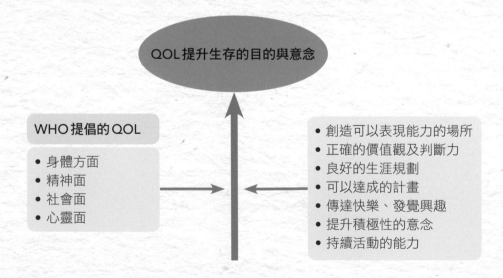

QOL 提升生存的目的與意念

WHO 提倡的 QOL

- 身體方面
- 精神面
- 社會面
- 心靈面

- 創造可以表現能力的場所
- 正確的價值觀及判斷力
- 良好的生涯規劃
- 可以達成的計畫
- 傳達快樂、發覺興趣
- 提升積極性的意念
- 持續活動的能力

6

加齡園藝治療
活動教案的設計要領

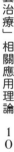

加齡者的園藝治療活動教案設計要領

　　加齡者的園藝治療活動教案設計，需要考量參與者的個別狀況與期待目標。初步課程，宜依照能力與需求不同，進行分類分組。先適性安排長輩參與不同型態的課程活動，透過課程進行觀察後，進行第二階段調整。加齡園藝治療課程活動目標，是希望讓長輩們採「分工合作」方式，依照自己的專長（優勢），主責活動中的一個環節，並非每次都是個別完成作品。教案設計概念即是從自己的「優勢出發」，在足夠的自信與信賴下，以安定而平和的期待心情，與他人一起完成一個共同作品（目標），感受社交支持的力量，也讓自己的優勢得以發揮，並被他人看見（被讚賞、肯定，即是加齡正向情緒的多巴胺）。這樣，長者在團體中就能發現並欣賞他人長處，適應新的社交網路模組，降低內心孤獨感，「啟動正向情緒」、「延緩大腦退化」、「活化身體適能」、「提供生活品質」以及其他記憶的產出，或堆疊人生新記憶。

　　這些園藝治療活動教案設計目標，即是本書第三部實作教案設計的精神，同時也符合全球針對加齡預防，及延緩失智的健康促進方針。

　　尊重生命的個別差異性，「因地制宜」、「量身打造」是園藝治療教案設計的底蘊。教案不該是一成不變，就算同樣的主題，隨環境、參與者對象能力與療癒目標不同，歷程都會微調，或加入輔具。因此，園藝治療師在職場上必須有隨時做必要調整的心理準備。

加齡園藝治療活動教案設計
入門版

1. **參與者個人資訊取得：**

   確認參與活動對象之相關資訊。（例如：年齡、語言、身體體能狀況、教育背景、專長，若為醫院病患，需先與主治醫師溝通其個別需注意事項）。

2. **確認活動團體大小：**

   依參與者的個別狀況，判定參與個別活動或團體活動（小團體、大團體人數）。

3. **活動辦理的時間：**

   規劃適合的活動主題，並搭配活動時間、地點。避開不適合的時間，並搭配適合的地點，也是活動成功的關鍵。（需考量參與者對於陽光、溫度等條件的承受力、身體機能狀態，如飯後需要午休、飯前可能會有飢餓感等）。凡精神、生理狀況不佳，都不宜安排課程活動。

4. **整體活動經費掌控：**

   需事前針對活動的次數、預算經費等，做整體的規劃，以利做高CP質的規劃。過高的活動經費，可能有執行困難。過低將就的材料費用，導致作品不符合美學與質感，也很難引發共鳴感動，以及成就感與滿足感的覺知，都是可能導致療癒計劃失敗的因素。

5. **園藝活動的時間長度：**

依活動不同所需時間也略有差異，一般以40-120分鐘為佳，若是參與者為病患時，以40-90分鐘為宜，過長的時間可能造成參與者的體力負擔，專注力也會下降。

6. **活動工作人員（親身陪伴者）的人數（包含適合的人選確認）：**

考量活動內容，以及參與者對於課程的可及能力，來決定園藝治療助理人數，以一般計算方式，可及能力與所需助理人數成反比。若使用者為病患時，建議採用1：2（病患：助理）比例。

7. **確認活動主題的適切性：**

賦予每一個活動，生命的意涵或故事性，讓參與者可以認識自然界的美好，並珍惜生命（自然與自己或連結其他人生經驗的啟發）。

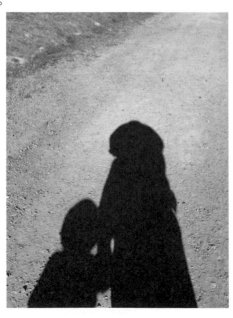

加齡園藝治療活動教案設計
進階版

　　除了每週定期的園藝治療活動外，每季、每年、逢年過節時，都可以規劃別出心裁的活動主題，增加園藝治療活動的多元樣貌，提供加齡者不一樣的生活體驗，以及生活型態的創新，並提供參與者展演的舞台，因為無論是自己上台或作品成果展示，都是內在自信建立、成就感、滿足感、有用感的來源。這是心理健康很有用的營養素，更可啟動身體機能活化。

1. **年度或定期舉辦成果展（學習回顧展）**：成果展規劃，有利於鼓勵長輩對於課程參與的出席率。在空間、人力、經費允許的條件下，建議可以辦理家族或親子成隊的活動，增加家人間共同活動的經驗及回憶。成果展設計，請聚焦兩大重點：
   a. 以展示長者自由意識下的作品為主（減少作品代勞比率）。
   b. 整理分享，長者參與各類活動的記錄照（個人及團體照）。

2. **建置一個交流平台**：依家屬意願，可考慮建立單一團體的FB封閉式群組，分享長者活動照片，增加家人與長者的共同話題。若是住宿型的機構，更可透過網路平台讓家屬了解機構的管理精神，增強彼此的聯繫與相互支持信賴度（亦可提供知識宣導文章，家屬需要再教育，也提升對於機構的信賴度，有助於共同照護的概念提升）。

7

加齡園藝治療課程
活動的帶領與陪伴準則

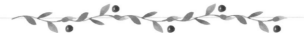

實踐一場美好的園藝治療活動，
牽涉因素非常多元，活動時間、場地、主題、人數，
包含第一線帶領及親身陪伴的技巧，
皆會影響整體活動品質，
也是攸關參與者是否感受到療癒的重要關鍵因素。

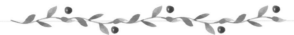

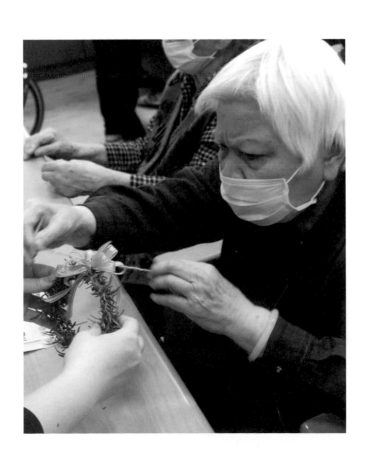

園藝治療師的活動帶領流程與準則
加齡篇

1. 利用活動前（準備）時間，園藝治療師先與參與者個別單一互動，降低陌生感，助理或志工也先與自己主責的服務對象自然互動暖身。

2. 再次確認參與者的語言習慣（國語、台語、客語……）。

3. 活動開始，園藝治療師自我介紹、介紹園藝治療助理或志工。

4. 本次活動主題、活動預計時間、達成目標、成品用途（使用方法或照顧方式）說明。

5. 園藝治療活動的效益簡述。（讓參與者調整心情，並準備迎接接下來的活動，有助於參與者融入其中）

6. 本次活動課程說明及示範（是否有需要發放紙本講義，需視對象而定。）

7. 完成示範後，再次複誦說明操作流程，再與參與者以Q&A方式確認理解狀況，加強短期記憶訓練（程序繁瑣主題，可以採切割時段的講解方式，不用一次講解完畢，避免資訊吸收困難）。

8. 參與者操作活動時，由園藝治療技士（HTA）或志工協助參與者，帶領的園藝治療師則保持全方位場控，隨時注意陪伴者的方式是否正確、每組互動狀況如何？必要時，製造跨組的互動橋段，以及活動時間掌控。

9. 活動完成時，需要再次簡述本次製作流程，以及使用方法或植物照顧技巧（陽光、空氣、水等，適宜擺放的空間說明）。

10. 參與者活動後心得分享。這是完整園藝治療的歷程「融入→體驗→共鳴→分享」。

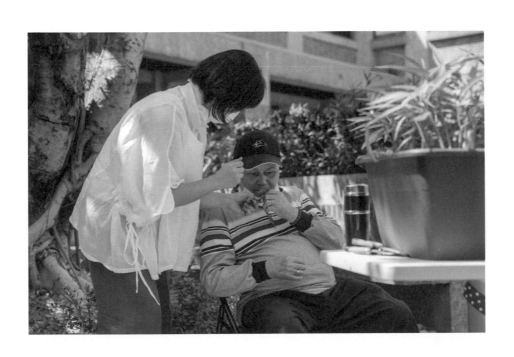

自我檢測表
（園藝治療師HTR、園藝治療技士HTA）

序號	確認勾選	自我檢測題項
		活動前，檢測題項
1		若活動有提供講義，文字大小要設定方便閱讀的大小（搭配參與者設計）、流程說明要清楚、保留空白處方便活動記錄、必要時以圖象代替文字。
2		園藝治療師、園藝治療技士或志工，先確認自身對於活動主題、重要知識及操作流程的熟悉度。
3		確認本次課程活動給予的專業知識是否正確？
4		若為植物栽種相關活動時，需清楚說明植物的成長週期，與生長條件需求（光線、溫度、水分、施肥……），並給予明確的數量或量杯概念。
5		保持良好的情緒狀態，請在活動前確認自己的情緒狀態，必要時可以不要勉強上場。
		活動後，檢測題項
1		活動中，我是否保持笑容與平和的情緒？
2		活動中，我的言詞是否得宜？
3		確認課程中所給予的專業知識是否正確？
4		園藝治療技士或志工活動中，我是否私自傳授個人經驗給參與者，而非本次講師教授的方式。
5		活動結束後，做好情緒脫離，回到自己的生活中（或下一場次的活動情緒準備）。

園藝治療活動陪伴者教育訓練

　　一場專業的園藝治療課程活動，包含了人事時地物的整合（默契）。針對整體活動而言，不單只評估園藝治療師是否受過專業訓練，還包含陪伴的園藝治療技士或志工，是否經過專業訓練，以及對於本次參與者的資訊、活動目標等，是否也清楚了解？

　　若因預算或其他因素考量，採取以「志工」或「照服員」陪伴課程時，一樣需要先經過「志工訓練」課程。這類重新整隊的培訓課程，主要針對園藝治療的陪伴技巧說明、園藝治療活動目標的理解，避免多頭馬車或錯誤的陪伴方式，導致參與者無法進入課程活動情境，甚至拒絕參與等狀況產生。

　　採用未受過園藝治療相關訓練的「志工」或照服員等，作為園藝治療活動助理（陪伴者）的養成課程主題及時建議：

理論課程主題	時數建議
園藝治療基礎概念	3hr
親身陪伴的技巧	3hr
本次參與對象背景介紹	0.5hr
預計達成的課程目標	0.5hr
遇到問題如何尋求支援？Q&A	1hr
主責園藝治療師，個人對課程的要求事項	0.5hr

實習流程：
首先，以旁觀參與者身分參與園藝治療課程活動
→操作演練（指導師當被服務對象）
→參與操作（指導師在旁）
→獨立參與園藝治療活動，擔任活動助理（陪伴者）

─園藝治療的真諦─

無論是園藝治療師、主持人、助理、志工，
我們都是配角，活動中的天然媒介素材、植物
（包含自然環境）與參與者間的心靈對話、
內心「共鳴」，才是真正療癒的力量喔！

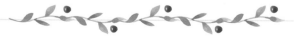

加齡園藝治療活動的陪伴技巧

1. 「鼓勵」他做,「不是幫」他做。
2. 以「相信」、「理解」的心,發覺參與者活動意欲低下的各種可能。
3. 陪伴時,以參與者為中心出發,用「尊重」代替「權威」態度要求(強迫)參與。
4. 依照個別能力不同,陪伴者與參與者的合作關係,可調整成「主」、「副」手的合作默契。強化可及能力,減低不可及能力的挫折感。
5. 對於活動意欲低下(或主觀拒絕參與)的長輩,可從「五官七感」各面向的感知,進行興趣的探索及啟發。
6. 對於固著意識高的參與者,不用立即規劃入團體,可以「從旁觀察者」身分參與活動,待參與意願出現時,再主動邀請他加入,可減低抗性。
7. 鼓勵加齡者增加戶外出走,以及參與活動的次數與時間。
8. 創造友伴間的互助機會,活化社交,降低對主要照顧者的依賴,緩解(減低)照護者的壓力。被照顧者自理能力提升(或延緩退化)、情緒佳,有利於提升照顧者的生活質量。
9. 鼓勵並教導(引導),被照顧者及照顧者間合作的可能模式、場域改變,關係也獲得緩解。
10. 設置從旁觀察的記錄者,隨時捕捉參與者活動中的剎那,作為參與者或家人間回顧活動分享的記錄(本人生命回顧記憶、家人了解其參與活動狀況,以增加彼此交流話題)。
11. 在空間、人力、經費允許的條件下,邀請家人(照顧者)陪伴參與活動,以增加彼此共同活動的經驗及回憶,亦可增加

與照顧者間的共同話題建立。

12. 適時給予參與者真誠且明確的讚美。依照「事件」給予適宜的稱讚，華而不實的讚美有欠誠意，通常無法令人感到被肯定。

13. 不做同儕間的作品比較，例如避開「最……」、「第一」、「好與壞」、「快與慢」、「美與醜」……等字眼。

14. 園藝治療技士或志工不宜擅自更改活動主講師的課程設計，或製作方式（避免學習資訊混淆，參與者會無所適從，甚至感到焦慮。但共學課程時例外）。

15. 參與活動中，若有誤食疑慮者參與，需特別設置專屬陪伴者陪伴活動參與，如果陪伴者須暫時離開，須立即遞補配置一位同仁，避免活動中誤食的風險疑慮。

16. 活動中要經常提醒參與者補充水分、上廁所，以及不久坐等。

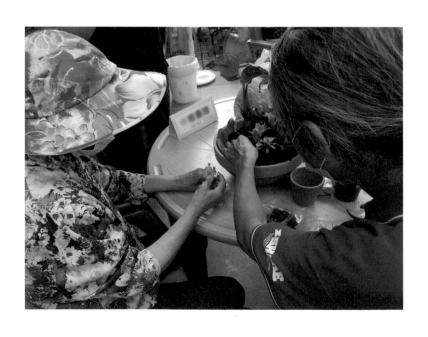

當陪伴者是照顧者或家人

　　但是如果陪伴者為參與者的家人，或主要照顧者陪同參加時，狀況就不一樣，做法當然也不同。

　　園藝治療師必須在課程前，先說明本次園藝治療課程活動設計的目標、期待傳達給主參與者的體驗與共鳴方向，並委婉的說明，作為一個「陪伴者」的技巧（態度）、可以採取的方式與合作配比，之後再進入本次活動主題介紹與示範，這類夥伴組合形式是非常有意義的，因為透過活動，讓參與者中的**「照顧者」與「被照顧者」一起學習，彼此在「照顧」這件事上的關係是「夥伴」，不是對立、沒有理所當然，而是彼此相依。**因此帶領這類團體的園藝治療師，一定要把握這樣的機會，在活動中設計兩兩合作的製作（體驗）橋段，而且巧妙到讓兩方皆可自然而然主動求援（合作無間），內心共鳴出：感受自己被他人需要、理解人不是孤獨一人生活也可以，人人都需要夥伴。而且即使是獨居，一樣可以不孤獨，因為積極建立新的友伴與社群，才是重點。「孤獨感」是自我決定的一種負面情緒，是心理狀態而非真實形式，「孤獨感」是罹患失智症的推手之一，一定要遠離「孤獨感」。然而「孤獨感」也非獨居者的必然特質，許多有同住者的高齡者因為社交關係阻礙、負面情緒（歷史過往的負面記憶）或其他因素，內在「孤獨感」強烈，除了造成自己健康的風險外，也是與同住者關係緊張的來源。

　　如何遠離孤獨感呢？這需要一步一步的努力。在園藝治療課程中，我透過實務活動設計協助（引導），加上參與者自身的努力，見過不同年齡的參與者漸漸擺脫孤獨感的藩籬，即是自然大地之愛無限的最佳見證。園藝治療不只是單純的「園藝活動」而已，是一個跨領域整合的科學及療癒技術。

加齡園藝治療活動的座位與空間安排

　　座位的安排有其重要性，有利於園藝治療活動帶領的過程順暢靈活，並可在必要時立即提供陪伴或協助的需求，讓參與者感到支持與陪伴的安全感，因而更樂意嘗試、參與、操作，降低害怕挫折與焦慮的負面情緒，有助整場活動的流暢度與完整性。

1. 座位排列形式，隨場地空間不同而異，例如：ㄩ字形的座位排列、一字型的排列、小圓桌小組、長條桌小組……依照現場可及方式考量。原則是，任何一個位子都要可以清楚看見講師示範、通道順暢，方便參與者與講師全場活動自如的參與活動。

2. 需要高度陪伴者，座位須最鄰近講師（或安排一位能力較佳的參與者鄰座）。

3. 若參與者有肢體上的不便，或其他感官知覺阻礙，也須依照個別狀況提供座位安排。例如聽力下降者，宜坐最靠走道邊位子，並且事前確認兩耳中，聽力接收度較佳的一耳為哪側？聽力佳則靠走道，方便親身陪伴。若分別有左癱或右癱者參與，也是安排鄰近走道，癱側靠走道。如果剛好有左癱與右癱者參與，將他們安排一起，你出左手，我出右手，我們就擁有一雙好手。

4. 乘坐輪椅或輔助器參與者，座位安排在通道進出方便的位子，並鄰近洗手間。

5. 課程活動場地除了舒適安全以外，希望鄰近洗手間與洗手台等設施，以利課程進行。

8

失智症園藝治療
活動設計與陪伴技巧

失智症園藝治療活動設計與陪伴技巧

　　每個生命都有個別差異，同樣的病名也有不相同的狀況，每個階段的失智症患者，可能有各種狀況，園藝治療師及陪伴活動者應事先理解參與者的「可及」與「不可及」能力狀況，進而優化提供服務時的品質，讓每一次的相遇都是安全愉悅的時光。

　　園藝治療師在規劃高齡失智症者為對象的課程活動時，以預防或延緩失能的園藝治療服務為目標，切記不是技能培訓課程活動（年輕型失智症者例外），這樣才能**讓參與者「快樂參與」、「輕鬆學習」，提高生活質量（QOL），進而促進身心靈健康。**

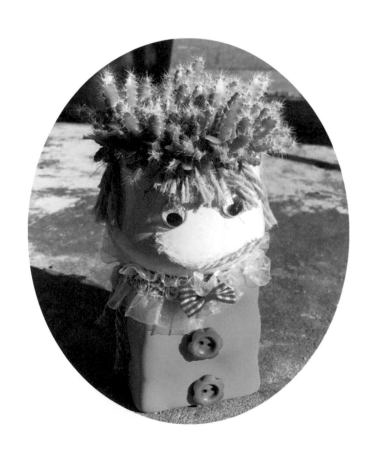

失智症園藝治療活動之
「人事時地」及陪伴技巧

1. 活動辦理地點：初期建議在患者熟悉的空間。觀察參與狀況後，在安全無虞下，可移至戶外或其他空間辦理。

2. 活動時間：建議安排在上午：早上用餐休息後，或下午：午餐午覺後，每次活動在40-60分鐘以內。固定的時間與週期。

3. 初期活動陪伴者：除了專業園藝治療師外，須安排平日主要照顧者陪伴參與。

4. 特殊狀況：若活動當天原定的參與者因個人因素，不適合（或無意願）參與，應尊重個別狀況，不強制參與團體課程，待狀況解除後，照服員再擇時一對一進行即可。

5. 若臨時家屬訪客前來，也可邀請一同參與，增加親屬間共同活動的機會，並了解（支持）單位辦理課程狀況，有助於家屬與機構間的互助支持、關係促進。

6. 有誤食疑慮的參與者，必須特別指配一位同仁在鄰座陪伴，避免誤食風險（陪伴者最佳座位，必須視線可隨時清楚看見參與者狀況）。

7. 以「鼓勵」替代「催促」。

8. 以「引導」替代「直接代勞」（特殊課程，可依參與者可及能力考量，讓他改以「協助」方式參與，亦是一種參與形式）。

9. 真誠的讚美。

10. 盡可能隨時以拍照或錄影方式，記錄下參與者的參與過程（動作、表情），及成品照。

11. 課前備妥姓名貼，在作品完成後，立即貼上作者姓名，以利分辨。

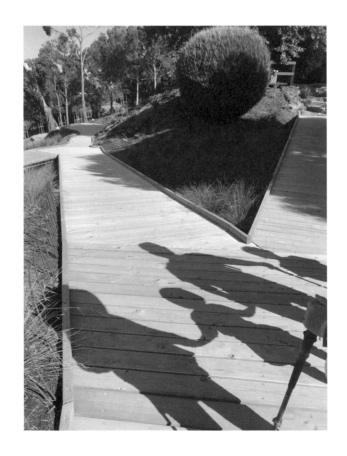

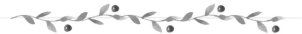

預防與延緩失智症

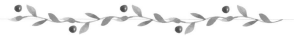

初期（輕度知能障礙MCI）
——園藝治療活動設計與陪伴技巧

這個階段屬於正常老化、老化到失智症出現徵兆之間的過渡區域。通常是面臨比較複雜的工作任務或社會環境時，才會出現問題，簡易的日常生活較無影響。因此延緩老化，多參與活動，有利於健康維持。

園藝治療活動建議

採「團體式」的課程，並輪流混搭設計「分組」與「個人」的課程進行模式（指作品、座位排列方式、任務分配）。不同活動參與形式，可活化長者的身體與大腦功能，這個階段（或預防與延緩失智症目標）的長者，可採取以較多的社交參與機會，維持正常的人際關係互動，與基本生活功能為主。

因此，除了擔任「參與者」，也可以針對他個人專長（拿手）部分，邀請擔任助教，成為「主動」（帶領）角色，角色互換有利於活化，在能力可及的狀況下，長者會在活動中獲得內在自信與正向情緒的鼓舞。

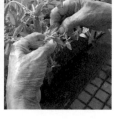

中期（中度）失智症
——園藝治療活動設計與陪伴技巧

　　這個階段的患者，生活能力持續下降，在處理日常生活事物上變得更加困難。因此，園藝治療活動執行時，需增加陪伴者協助進行，扮演協助者的工作，提高患者參與活動的意願。課程主題，可以搭配提升生活自理能力的步驟，並提供適當輔具來完成作品。團體課程讓中度失智症患者，有參與、接觸社會的機會，以避免脫離人群，產生孤立無助感。透過園藝活動的工序及仿做等，可以讓患者持續學習依循生活線索或求助他人的能力。善用「主角」與「協助者」角色對調的互動模式，則有利於提升活動意欲與樂於活化融入日常生活。

園藝治療活動建議

　　採取「團體式」的課程，並輪流混搭設計「分組」與「個人」的課程進行模式（指作品、座位排列方式、任務分配）。不同活動參與形式，可活化長者的身體與大腦功能，這個階段的患者可能較無法遵循課程進度或規範，例如忽然自顧自的閒聊起來，若是與當下主題相關連結的話題，可以停下課程說明，讓他們分享（發表），並適時的回應（或採取提問方式）。讓他們獲得鼓勵與認同，有助於提升他們的團體社交參與意願，維持人際關係互動。

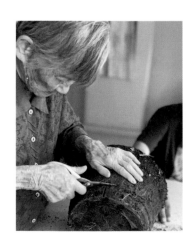

晚期（重度）失智症
──園藝治療活動設計與陪伴技巧

這個階段的患者，日常生活幾乎完全需要依賴他人的照顧。

園藝治療活動建議

因處於完全要依賴他人的狀況，因此，全程參與活動的可能性降低，參與手作活動的能力也降低，可為其安排「從旁觀察者」身分，感受人群及熱鬧愉悅的時光氛圍。或採取「景觀療癒」的方式，在精神、情緒與體能狀況好時，離開房間到綠意空間晃晃，所以個別活動的可能性較高，並且是隨機進行、無法規劃固定課程時段（在安全無虞的條件下）。

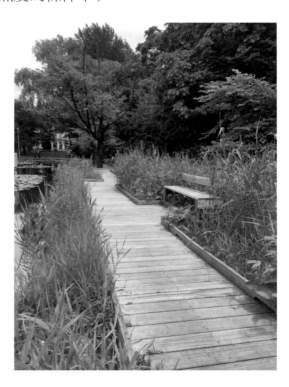

年輕型的失智症者
──園藝治療活動設計與陪伴技巧

　　凡50歲以下罹患失智症者，皆屬於年輕型失智症者，這類對象不屬於政府的失智症照顧補助對象，但是正處於壯年，可能上有父母、下有小孩，是家中重要的經濟支持來源或主要照顧者，因此對於這類家庭及本人是極大的負擔。

　　透過職業再造計畫，讓患者先認識情緒的出口與轉移、延緩自理能力退化等，可以減輕家庭照顧者的負擔，以及年輕型失智者個人的心理負擔後，依照個人可及能力，並整合專長與興趣，量身打造職業再造的培訓計畫。

園藝治療活動建議

　　年輕型失智症者，教育程度及身體機能等與高齡失智症者有顯著差異，所以園藝治療設計、活動類型與目標也有差異。年輕型失智症者的園藝治療活動設計，特別應該著重在延緩自理能力退化，所以課程中，結合生活自理能力的機能活化課程有其重要性。

　　再來，是維持「自尊感」、「情緒表達與出口」（多元形式）。針對提升自尊與成就感，建議課程規劃方向依照季節時令不同，規劃製作可以回到家裡分享的成果。有關「情緒的表達與出口」，情緒的出口課程形式很多，包含耗費體力的作業、破壞後再重組的課程，例如洛神蜜餞、綠藝術類作品、綠遊戲類都可以適性規劃。最終，則希望讓園藝療癒課程，邁向職能訓練規

劃，以「展能」作為課程設計主軸，簡言之，就是課程為具有商品販售價值、搭配市場脈動，經過「職業再造」、「分工合作」方式產出作品，讓年輕型失智症者在製作過程中，享受園藝治療的心理療癒與機能活化效益，完成後的作品還可作為商品販售，增加個人收入，減低家庭經濟負擔。這也是自尊感的來源，且可融入團體，有助於社交關係活化與維持。

「生命故事書」的製作，可以在其狀況佳時，協助錄製他對家人的愛與想法，做為家人之愛的回憶記錄。也可製作個人生命歷程的故事繪本，當記憶一天天模糊時，他還可以透過「生命故事書」回憶當時的自己。

面對年輕型失智症者，在課程規劃前充分的溝通，也可共同討論課程目標，讓本人更清楚自己的目標，也有助於活動意欲提升、降低挫折抗性。

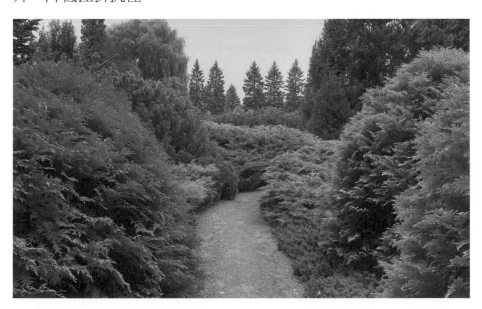

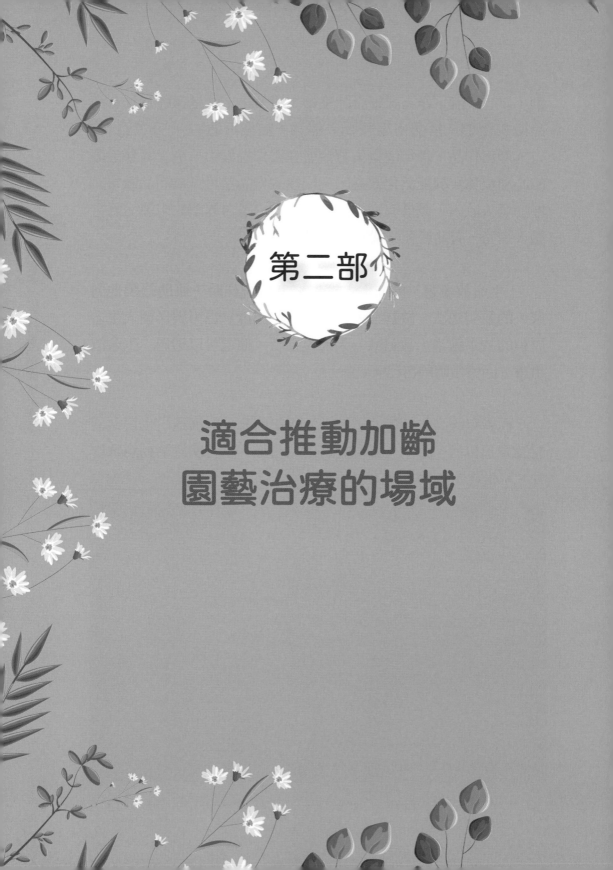

第二部

適合推動加齡
園藝治療的場域

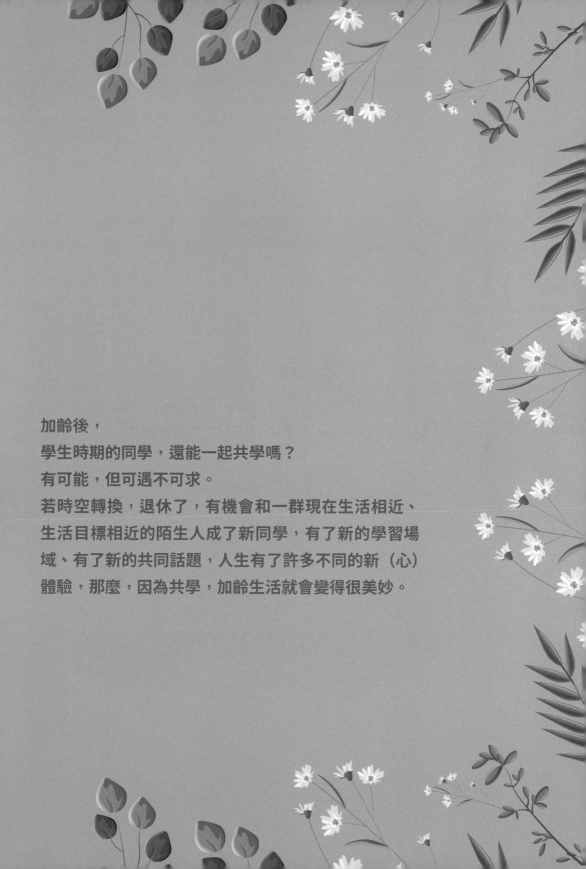

加齡後，
學生時期的同學，還能一起共學嗎？
有可能，但可遇不可求。
若時空轉換，退休了，有機會和一群現在生活相近、
生活目標相近的陌生人成了新同學，有了新的學習場
域、有了新的共同話題，人生有了許多不同的新（心）
體驗，那麼，因為共學，加齡生活就會變得很美妙。

1

園藝治療讓我與高齡長輩的生命交會

一期一會

　　與其在家過著當兵般、數饅頭翻日曆的日子，等待子女、孫子假日到來，承受高齡的孤寂，像似沒有陽光滋潤的心情，人會漸漸被侵蝕，讓身心都變得不再那麼悠遊自在，所以何不大步走出家門？

　　台灣目前針對高齡化社會，提供許多不同的服務，除了一些居家照護需求可申請、ABC據點以基本照顧或共餐為主外，學習型的高齡課程可以詢問所在地的農會、社區、社大、大學推廣教育中心、小學（租借校園辦理的課程）……所開辦的許多多元課程（依照資格條件不同，免費或收費課程皆有），給自己一個出走的動力吧！

　　學習新知、結交新同學，還可能有跨齡同學可以互相激勵喔！高齡生活真的可以自己做決定。

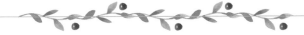

在高齡長輩身上，我學到的更多！
園藝治療師——「自助而後助人」，
自己也會在每場療癒課程中，被療癒且增長生命智慧。

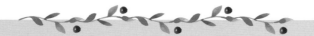

加齡遇見園藝治療，讓生活變彩色

老老照顧──照顧者需要喘息

　　○美媽媽自從老伴身體微恙後，居家照顧老伴多年，因此生活空間就限制在家中。長年承擔居家照顧老伴的責任，讓她身心壓力與日俱增，女兒也看出媽媽心理的壓力並說：「媽，再這樣下去，妳會憂鬱到比爸先走……」獲得子女的疼惜關心，媽媽心感安慰，但日子一天天的過，仍無力改變老老照顧的現況。

　　到今年初，老伴不良於行，病程到開始臥床，進入臥床狀態後，○美媽媽也感覺身心俱疲到了極限，已無力照顧，在子女家人的安排下，先生到機構接受專業照顧，她才終於開始走出家門。剛好農會承攬行政院農委會的「綠色照顧站計畫」，開了相關課程。○美媽媽說，這是她人生第一次參加課程，沒想到就此開始她豐富、精彩又充滿期待的每一天。日子過得很快，六個月過去了，她因為來綠色照顧站，結交了新的朋友、學習新知、周遭充滿歡喜熱鬧的氛圍，生活忙碌而充實。

　　因為課程非常的多元，不僅自己總是滿懷期待來上課，連女兒都會問：「媽，今天要上什麼？」孫子放學回來也問：「阿嬤，妳今天上課，帶什麼回來？」自己和家人都一起融入學習的美好中。

○美媽媽說：「上課組的盆栽帶回家後，依照老師的講解照顧，香草一直長大，真歡喜！課程還有健康飲食概念，也讓我試著改變料理方式，例如上課用的『香草橄欖油』，我都很珍惜的用在每餐的燙青菜上，真的好吃！親手製作的木陀螺、蟬笛，也已經是孫子天天放學必玩的玩具。」

接著又說：「看到因為疫情無法回大陸的孫子，留在自己身邊，天天這麼開心，我真實感受現在生活的幸福，真的揪歡喜！農會這麼用心在辦理課程，真的揪感謝，謝謝大家！」

感恩行政院和農會。
感恩老師來栽培。
給我們大家有機會。
來這裏養身體。
感恩廚房的大姊。
健康又美師鹿
大家有緣來作伙
平安快樂來過
謝謝各位老師

○美媽媽的親筆字條，在某日上課前遞給我。

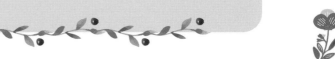

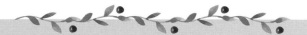

一個人也要過得精彩，
隔代關係更緊密

　　曾○愛媽媽上課總是認真地凝視著我，時而回應我的笑點，她和○美媽媽比鄰而坐，是最前排的位子。記得初上課的第一個月，我們做了一個「我的療癒花園」盆栽組合設計，大家拿到一樣的盆栽與花器，但裝飾的玩偶不一樣（設計的目的是，希望讓大家隨著手上的玩偶，說出作品設計的故事，所以特別準備了不一樣的款式）。作品完成時，我就看見曾○愛媽媽的貓熊，一隻調皮地坐在高高大樹（佛手竿）分叉處，另兩隻在地上草地玩耍著，好逗趣的情景。我從作品就感受到，她內心住著一位天真無邪又可愛的小女孩。

　　隔一次上課天，我一早到教室，她就笑瞇瞇的跟我分享，療癒花園帶回去後，她孫子好喜歡、好開心得一直看，並說：「阿嬤，這妳做的喔！好漂亮喔！可以送我嗎？」接著孫子就去把他的「粉紅豬小妹」、「椅子」等珍愛玩具，也放進了療癒花園中，每天都變更主題玩偶們的狀態，就像是把這個花園當成寫實場域，扮起了家家酒遊戲，一天都要玩上好幾回。阿嬤看到孫子玩得這麼開心，還一直說著他的想法，兩人一搭一唱，真是祖孫互動的美好一幕。

　　前幾天，她和我分享了自己的人生觀。她這一生都在務農，直到先生離開後，一個人忙不過來，才減少農務

面積，改種南瓜等照顧需求頻率較低的蔬果，但日漸覺得體力不堪負荷。有一天她想了想，孩子都成家立業了，也算責任完了，於是跟孩子們說：「你們自己努力，我們都各自好好過生活、各自精彩。」於是從民國107年起，她開始參加各式課程，從教會、社團到這次的農會的課，長期透過課程及團體與人互動，現在的她，既是學員也是志工。走出來，讓她這些年的日子過得很精彩快樂！

　　曾○愛媽媽說：「人要看得開、放得下，快樂最重要；要走入人群才會發現生活樂趣。」

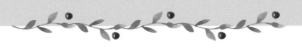

夫妻共學，生活更有樂趣、更有活力

　　莊爸爸和莊媽媽是對恩愛夫妻檔，太太說：「從年輕至今，她服侍老公起居生活，連吃飯都是她幫老公夾菜……。」在道出這段話的過程，她眼神的甜蜜真似蜂蜜般甜滋滋黏踢踢，聽她娓娓道來，我們都感受到他們夫妻互相扶持的友愛。莊媽媽說，本來她老公不喜歡出來上課，喜歡在家裡，但她因為擔任家政班志工，看到課程真的太有趣了，作品又都好漂亮，自己真是太喜歡了，於是成功說服老公一起來當學生。

　　「夫妻共學」真的很棒！特別是孩子各自成家立業後的空巢期，夫妻除了生活上互相照料以外，可以增加學習的機會，走入人群中，是高齡活化以及維持健康的重要撇步之一。說到這，我個人覺得莊媽媽就是最佳代言人，她的主動積極學習態度，個性正向樂觀又體貼，她所在之處，都會讓人感受到陽光般的熱情。

鼓勵自己動手

　　課程中，我們總是「阻止」她「幫」老公，莊爸爸也在幾堂課後，開始默默的做著自己的作品，我印象最深刻的是，「葉拓我的門簾」那堂課，大家都很認真的挑選花材，努力地滾啊滾，就在太太無敵忙碌的滾拓中，他起身默默地走出教室外……，除了我，可能都沒有人發現他不見了，哈哈～因為大家都專注著作品設計，約莫10分鐘

後，莊爸爸手握著一些葉材及花材進教室，拿給了老婆，兩人開始熱烈討論並一起創作，又是好閃的一幕。

自己動手才是療癒的開始

恩愛夫妻檔一直維持全勤出席狀態，莊爸爸則從「從旁觀察者」，改變成「操作者」，還記得「迷迭香鹹豬肉」這堂課，每一項食材加入，就要按摩一次豬肉，我看到莊爸爸每個步驟都精準到位，他認真的神情真是太可愛了，偷拍了他好幾張照片。

他們的貼心女兒與農會主辦人加珍分享：「爸爸雖然課程中，不一定每次都全程自己操作作品，但他很喜歡來上課喔！」從不喜歡出門到參與課程後的改變，一家人都感受到加齡後參與學習的正向效益。

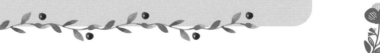

離鄉打拚50年，回到故鄉祖厝，
享受人親土親的高齡退休生活

　　那天我和羅○郎組長聊起來上課的因緣，才得知原來他從當兵的年輕歲月，就離開故鄉到了高雄發展，如今孩子們都長大成人，各有發展並長居國外，太太也去當天使了，於是去年回來祖厝，開始他的回鄉退休生活。就算人不親也土親（因為50年改變的人事物很多），剛好聽到村長提供了綠色照顧站的課程資訊，他心想這個年紀了還可以當學生，真是太棒了！於是立馬報名了這個班。

　　○郎組長說：「來上課當學生真的很有趣，沒想到這個年紀了，可以來上學當學生，還認識這麼多的同學友伴。而且，課程多元精彩，超出我的預期，都是過去沒接觸過的，像園藝盆栽栽種、手作藝術、養生課程、健康料理、繪畫、音樂賞析、製作童玩……真的太豐富精彩了，每堂課都很有趣也收穫滿滿，我覺得，可以來綠色照顧站上這些課，揪厚ㄟ！我都捨不得缺課，前幾次是因為高雄還有些事必須處理，不得已請假，請假真的好可惜，我心裡都掛念著沒來上課，但我已經跟他們說，我這邊的課很重要，不能再請假了，我真的不想缺課。」平日安靜的組長一談到課程，話匣一開，一口氣說了這麼多他的感受。

　　他真的是授課老師們眼中認真的好學生，老師們都注意到他，每堂課總是聚精會神的聽講，還時不時地做筆

記，並且是課程講師的重要幫手之一，除了盡職的擔任組長任務，領取材料、發放材料、關心組員的操作正確性，他認真堅定的眼神看到不確定的細節，也都會前來提問。

記得那堂「迷迭香鹹豬肉」的課，大家都非常投入，平日撒嬌要老師、志工協助的學員，也通通自己親自出手，形容那堂課就是「感動」兩字。〇郎組長當然依舊認真聽講與操作，後來，他來到講桌前看著白板，跟我說這一味他喜歡，一定要記得更清楚，另一位同學也湊過來說：「我也是。」於是紙筆出動協助記憶，看著他和同學合作，一人唸、一人寫下，之後謄成兩張筆記一人一張，我給當下這一幕下註解，這就是「同窗情誼」！

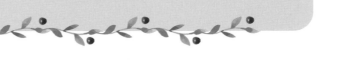

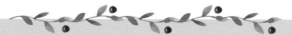

失智了，在園藝治療活動中，
享受自我實踐的成就感

　　90多歲的〇哎阿嬤，是我在失智家屋進行兩年多園藝治療課程的元老班底，每週前往授課時，阿嬤都會很熱情的招呼我，雖然她有時叫我老闆娘，有時叫我小姐，有時叫我老師，但無論她如何稱呼我，迎接我的永遠是那滿掛的笑容和微微上揚的聲線，我從不介意她如何稱呼我，也不會問她認識我嗎？但是她記得我。

　　她說：「我很幸運，每次來這裡都遇到妳（她住在機構中），妳人真好，都會給我們材料，教我們做很多東西……跟我姒娌說，她都很羨慕，說我好幸運，下次也要帶她來……可是我都是剛好遇到妳，也不知道妳何時會再來？」阿嬤就這樣一次次的說著，只有對我的稱謂不同，內容都是相似的，這是她對我們課程的肯定，也算是滿意度調查回饋（哈哈），被她「記得」是感動，也是鼓勵。

我在阿嬤身上學到
「凡事看人家的優點，把人家的好記在心裡。」

每次上到栽種、編織、料理課時，〇吙阿嬤總是立即化身小老師，聊起她自己的生活經驗，話匣子一開就停不下來，又說又笑的好熱鬧。她的手作能力這麼好，是因為年輕時代做草帽加工貼補家用；之後協助女婿蔬菜批發事業，舉凡編織、植物栽種、分類分色，阿嬤總是身手俐落，也暫時忘記一直想要回家的焦慮情緒（日落症候群）。

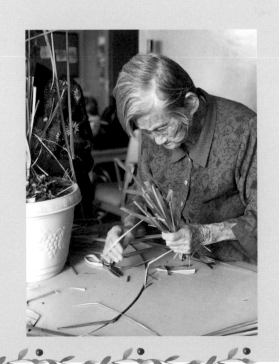

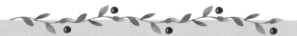

失智了，一樣不會遺忘為人母的角色與責任，這就是母愛啊！

　　○玉媽媽住進失智家屋的這天，剛好是我每週的授課時段，我看到女兒牽緊媽媽的手，○玉媽媽也亦步亦趨的緊跟著女兒，張望著家屋環境，看著正在上園藝治療課的我們，好熱鬧！我們有了短短的對談接觸。

安心才能舒心

　　下一週起，○玉媽媽就加入我們的課程，她總是隨時發現桌面、環境地上掉落的物品，只要課程到一個段落，她總是馬上起身拿抹布、掃把，開始整理環境，除了向她道謝，我們手邊沒工作的人，都一起加入整理的行列。有時，休息的時段她就會起身，不是休息而是整理環境，原本同仁會把她勸下，但發現凌亂的環境是○玉媽媽分心的點，後來我們修正方式，只要她想起身整理，我們就配合（停下課程），因為「安心」才能「舒心」！只要能協助她適應陌生環境，課程停在何時又何妨？誰說課程的休息時段，一定是老師主宰的呢？

五官七感都是記憶接收點

　　因為「理解」與「尊重」，我們和○玉媽媽建立了良好的關係模式，慢慢的，她笑容增加，對課程內容專注度增加，漸漸開始與我們閒聊，表達她的想法，例如她看到「到手香」，拿來嗅嗅氣味後，她說：「這個天氣不好時，

煮茶來喝，還可以洗洗澡，就不容易受風寒……我婆婆以前都這樣做，我也不知道那是什麼？婆婆說要煮給全家人喝和洗，我就趕快去做，都是婆婆去田那邊摘回來的，我記得這個味道。」五官七感也是存放記憶的倉庫。

「陪伴」是一起做些什麼事、天南地北地聊

有一回我和○玉媽媽比鄰工作，發現她種植物的動作很俐落，我問她以前有務農過？還是喜歡種植物嗎？她笑得好靦腆，說：「沒有，以前家裡的事都是我哥哥嫂嫂在做，我都不會，也不用做，因為年紀差距，我最小都不用做……。」說著說著自己大笑又害羞說：「我啊！都負責玩。」我們一起笑，我感受到○玉媽媽成長記憶中的美好，家庭給她愛與幸福，當下她一直持續這個記憶中的小確幸，手也沒停下來的繼續著。因為參與園藝活動，讓她暫時遺忘「要回家」的情緒（她不論一早起來、還是午後，只要空閒下來，打包行李要回家的情緒就會出現）。

失智的陪伴有很多種，在機構照顧場域，我希望可以增加對談的機會，無論是我們拋出或住民拋出的話題，都是在尋找記憶裡的人事物，皆對腦部活化、語言表達、臉部肌肉運動、社交關係提升、降低孤寂感……等產生刺激與幫助。

「陪伴不是把被照顧者盯緊就好。」
「陪伴是一起做什麼？天南地北地聊。」

攝影：陳佳筠

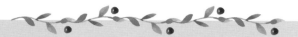

我的老兵歲月
透過園藝課程
找回一片片記憶中的拼圖

　　當高齡90多歲的爺爺，因為一堂「我的療癒花園」課程，憶起他當年逃離大陸來台前、記憶中大陸家鄉景物，並形容著家鄉的風景時，眼中散發出孩童般純真的眼神與笑容。當他上到「迷迭肉桂豆干」這堂課，新鮮香草香氣伴隨醬油香四溢時，他說著自己以前開老兵餐館時料理的經驗，爺爺說：「老師今天教的這味還真驚艷，西式玩意頂有趣。」

談天說地就是腦活化的開始

　　當我們上到「槌滾拓門簾」時，每滾動一片花瓣或葉子後，他小心翼翼的打開，驚喜的豪邁笑聲與表情就是山東大漢的爽朗。隨著課程一堂一堂地進行，爺爺越來越健談，課程主題總是觸動並連結到他對家鄉的思念，或是過去生活經驗的分享，一點到就講也講不完的開懷。爺爺參與園藝治療課程後，在日照接受服務時，更健談了。談天說地，也是腦部活化、臉部肌肉運動、社交關係活化的健康促進喔！

日照中心要有活動，彼此才有互動

　　因為活動，讓人說出自己潛藏的心情；因為活動，我們有了更多對彼此的認識；因為活動，大家越來越像是一家人的互相協助，看到長輩和日照中心的同仁互動的景象，真的就是感動。

長輩個個是塊寶，教學舞台換人做

　　大家相約要來跟爺爺挖寶，他來開拿手菜菜名，大夥一起來備材料，換大廚登場教教我們山東大饅頭如何做？期待道地好滋味呦！

園藝治療讓活動意欲低下者
——生命注入活力，生命是值得等待的

○婉阿嬤因為行動不便，坐輪椅來參加課程。課程初期，她很專注認真聽講，我在示範中，時不時被擋到，她就會一直閃動頭部，找出視覺縫隙（看到這個情形發生時，我會盡量排除眼前狀況，讓她舒適觀看）。但是雖然她非常認真，臉部卻沒有太多表情且眉頭深鎖，我還真沒法讀出她的內心語言。

雖然她認真聽講，但當我課堂中走到她身邊時，她常是摸摸材料後放下，看著同桌同學進行，這種情形持續了兩個月。之後，有一次戶外課程主題是「我們的香草花園修剪管理」，單盆不同植物修剪示範完，當下詢問有意願負責的長輩，大家各自認養修剪，一桌一桌修得樂不思蜀。我又刻意走到○婉阿嬤旁邊問她：「有一盆斑葉到手香有些菌害，需要幫忙它拔除有黑點的葉子……，」她沒回應，但我還是把到手香搬到她輪椅旁（這盆高度放地上，她坐輪椅拔剛剛好），我邊示範邊動作拔了幾葉，雖然她還是沒做太多反應，我依舊自顧自地說著；剛好有同學呼喊我，我趁勢離開，只留下一句：「阿嬤，剩下再麻煩您喔！」但我時不時的偷看她，發現她凝視那盆到手香好久也好幾回，忽然她伸出手拔了幾葉。一段時間後，我再到她旁邊，偷瞄了桌上拔下的葉子，確認都是該拔除的菌害葉，立馬稱讚她：「拔掉這些葉子，對這盆到手香成長有多重要……」並詢問她，對於到手香氣味的感受如

何？會不會太嗆？還是感覺很濃的香氣？阿嬤在我第二次詢問時，回應了我，說出「有香」兩字。我接著說：「您喜歡這個味道的話，可以帶回去當芳香劑，但不要種也不要食用喔！」她笑笑，跟我點點頭。之後阿嬤持續出席每週的園藝治療課程。

今年起，幫她安排在我的正前方座位，每每看到阿嬤認真的神情，我知道她內心有著滿滿的求學欲。當說明示範完畢，我會先關心她「材料是否都拿到了？」與她語言互動開始增加，她也會主動詢問自己作品的正確性，也開始會主動拿起作品要讓我們拍照，臉上堆滿著慈祥又可愛的笑容，漸漸的，她也開始會協助左右兩側的同學，認真又細膩的〇婉阿嬤，作品總是呈現出她的溫婉性格，常令人讚嘆，至今仍持續參與課程。

今非昔比囉！阿嬤已是帶動氣氛的成員，平日也會開導負面思想的日照同學，自理能力大大提升，對事物的學習與活動意欲高，現在的她，經常掛著笑容，她的大改變，讓我們都再次親眼見證綠色療癒的神奇魅力。今年五月的一堂「浪漫藤籃插花」作品，阿嬤主動和我分享：「我好喜歡這盆花，花真的好美，放在客廳，每天看到它都有好心情，我忽然發現，家裡有一盆花，心情真的不一樣，真的！」阿嬤所有的改變都因為她「願意」，只有本人願意，一切才可以被接納。

「只有自己願意改變，所有的美好才能與自己相遇。」

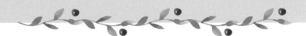

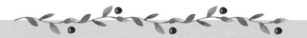

藍天綠地裡的人生畢業典禮

　　這年我受邀來東海大學兼任，當車子駛進東海大學校園時，腦海瞬間出現一幕幕的景象，看了一下手錶，時間還早，於是我來到這片綠地前。這片綠地對其他人而言，或許就是綠草如茵之美，對我們家族而言則別具意義，因為這裡是我們為外婆舉辦的家族畢業典禮。

喜歡親近自然原來是有基因的

　　年輕年代的外婆是農村婦女，年紀大了一樣很愛親近自然、旅行等戶外活動。那年，外婆如願去美國旅行，回國後立即感到身體不適，就醫即被確診為癌末，餘命最多三個月，天啊！實在令人無法接受。80多歲的外婆，一直是位活力滿滿的長者，跟我們去日本、澳洲等國自助旅行，一起追公車趕行程也沒問題，玩雲霄飛車也說好玩，外婆活力滿點的點滴一股腦地浮現，面對心愛長輩的生病歷程是煎熬的。因為身體狀況不允許，她就這樣無法出院。外婆一直希望離開病房至戶外走走，但醫院的戶外空間綠意有限，情緒因此更為低落，為一圓外婆回到自然的心願，和醫生商量後，在有條件的狀況下遵照醫囑，可以短暫請假外出，於是我開始規劃這場戶外療癒典禮，和兄姐們做好工作分派後，邀請外婆的子孫親友參與這場綠地野餐會。

　　這天天公作美，氣候晴朗伴隨微風徐徐，真是舒服

極了。待大家都到齊，才接外婆離開醫院，抵達校園時，外婆打扮得漂亮，看到她疼愛的子孫齊聚一堂，馬上笑開懷，就這樣，大家一起在灑落溫暖陽光的綠地裡話家常，並各自向外婆表達自己內心的感謝（把心裡話說出來），外婆也 一個別給叮嚀，這天的背景音樂是樹葉窸窣聲、鳥鳴聲，和小孩們的奔跑嬉笑聲。

愛要及時

　　這天的外婆精神體力特別好，或許是看到活力十足的曾孫們，感染了活力能量吧！很感謝專業攝影師宏昌表哥的情義相挺，用照片幫我記錄家族的幸福時刻。離開病房來到戶外綠地的外婆，心情被綠草如茵的環境渲染成彩色，冰冷低落的心被溫暖陽光融化並加溫，表哥捕捉到外婆一如以往的陽光和親和笑容，成了這本相簿最大的亮點。

相片撫慰心靈

　　之後，外婆體力急速衰退，離開了我們，這場戶外家族野餐會，成了外婆生前的畢業典禮，當我們想念她時，翻翻照片思念陽光般的外婆，回憶她的慈悲、溫暖、熱愛自然與活力十足的人生觀，雖然不捨，但感謝上天給我們時間，將彼此的愛說出來。有感於此，這些年我也在不同團體推動生命繪本的教案主題。

　　　翻閱相本，成了思念的解藥。

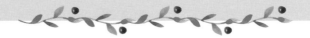

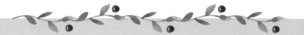

癌治後情緒低下，
在日照中心參與園藝活動，
重燃對生命的熱情

　　里長伯是資深學員，我心中默默認定，他就是班長兼助教，總是聚精會神聽講，清楚地記下每個細節（用腦記喔！），如果有聽不清楚的地方，也會在操作前，再次與我確認。里長伯每個步驟都非常到位仔細，我常常請託他協助兩旁的同學，為人謙和的他，雖然很樂意協助老師的任務，但又怕「指導」到同學，產生不悅情緒，總是很客氣又小心翼翼地擔任助教工作。一堂戶外的「景觀賞析下午茶」活動，我特別邀請他擔任「夏季蔬菜採收技巧」主題講師，他不疾不徐地說明採收技巧與原則，連如何烹調來吃都跟大家分享，獲得滿堂彩。

增添家人朋友間的話題

　　里長伯的舞台不只在日照中心，他跟我們說，在這裡上課的作品帶回去，媳婦都非常稱讚，還會拍照上傳FB和朋友分享，也會拿去店裡擺設，逢人稱讚就說：「這是我公公去日照中心上課做的作品，都我公公自己做的喔！」里長伯說：「喔！我覺得好有面子喔！」「我回來，媳婦都會問我作品的事，我覺得學得開心，回來她稱讚，我更開心。」「媳婦常說，只有公公去日照中心，會常常教不一樣的主題，朋友的公公婆婆去的日照都沒有，很無聊每天只是……。」里長伯說，原本來日照是很無奈的選擇，心想來一天算一天，但現在他每天都很期待來日照，因為很開心，若回診日碰到園藝治療課時間，也會先跟醫生商量改期，可見課程在他心中的重要性。

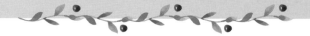

在植物界，花開花謝，
有生亦有死，是必經的生命週期。
人的生命也必然有週期，如何在有效期內共築回憶呢？
就讓我們「一起去做一件事」或「做一件共同的事」如何？

一起計畫一趟旅行
一起討論花園要種什麼？
一起討論晚餐來煮什麼？
一起設計一盆療癒盆栽！

②

適合介入
高齡園藝治療的場域
——從居家到機構、
從農村到城市

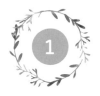

優雅居家加齡生活篇

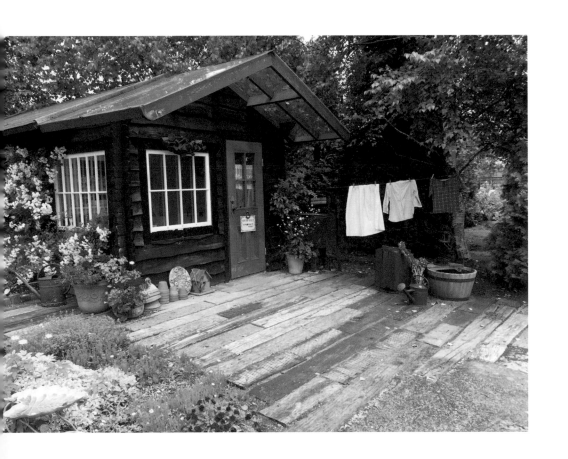

優雅居家加齡生活

天天遇見生命小確幸

從一顆種子開始

從一個盆栽開始

從一個桌上花園（Table Garden）開始

從一個陽台開始

從一個角落開始

從一座花園開始

從一個開心菜園開始

從一個農場開始

從一個療癒景觀開始

無關植栽尺度大、無關空間尺度、
無關距離遠近、不分季節、不分年齡……

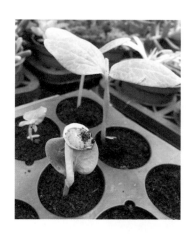

您將遇見——身邊無所不在的綠色療癒力！

預防失智優雅加齡

預防失智，您可以這樣做

1. 「運動」（運動、園藝活動參與、戶外出遊……）
2. 「多動腦」（有助腦部血流活化的活動）
3. 「養成終身學習的習慣」（增加腦細胞間有效的神經連結）
4. 「多參與社交活動」（出走，走入人群就對了）
5. 「地中海飲食」及「多食用原食物料理」（多蔬果、不飽和脂肪酸、魚類……）
6. 「愉悅的情緒」（親近自然、交一位植物的朋友）
7. 「戒除不良的生活習慣」（熬夜、抽菸、酗酒、檳榔……）

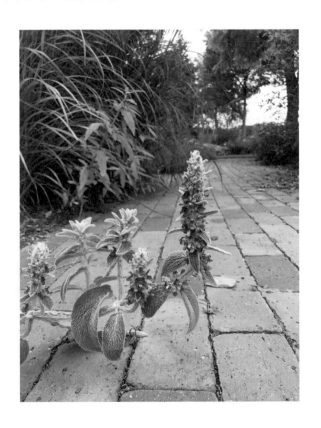

透過專業的「園藝治療」設計
優雅的預防失智

1. **運動**：依主題不同，園藝治療活動可以提供輕度、中度的運動機會。

2. **多動腦**：園藝活動中，舉凡綠栽培類的播種、澆水、除草、修剪等，都需要不斷的動腦思考與決策，其他綠藝術、綠用品、綠飲食、綠遊戲類亦是如此，需要不斷動動腦。

3. **養成終身學習的習慣**：從每堂課程不同的體驗主題，「做中學」吸收新知，並分享回饋過去的經驗交流。

4. **多參與社交活動**：園藝活動課程採團體、分組進行，透過課程設計或主題不同，協同合作的活動很多，自然而然中可活化社交關係。

5. **地中海飲食及多食用原食物料理**：園藝治療活動透過五官七感體驗，以農業教育為基礎開展飲食教育（作物採收後的食用、加工）、健康教育、品格教育、生命教育等。

6. **愉悅的情緒**：在綠意空間中，人自然而然接收植物或自然界的美好。在植物栽種中，感受生命的成長與期待。在綠藝術創作中，盡情發想揮灑。五官七感主題課程中創作的作品可與人分享，並讓自己持續感到有趣。花園中，沒有負面語言，只有著講不完的正向情緒。

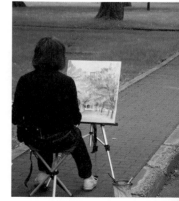

7. **戒除不良的生活習慣**：照顧植物，可以讓您產生規律的活動週期，自然成為每天、固定的生活習慣，而「習慣」內化成生活的一部分，即是啟動自療力的方法。

健康幸福園區養生宅（村）篇

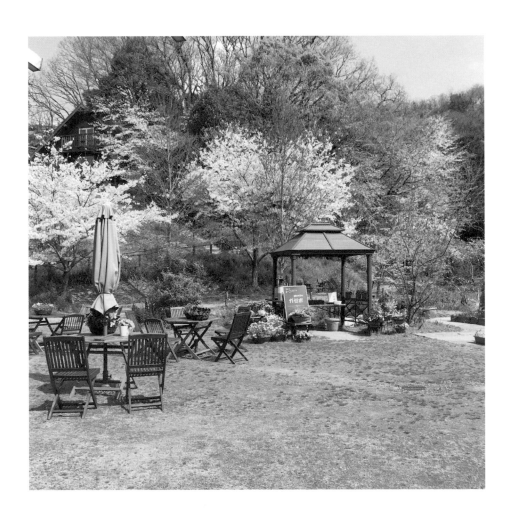

日本的幸福養生村
惠迪館

　　永難忘懷十多年前第一次踏進惠迪館園區，映入眼簾的景物深深吸引著我，不由自主地想要好好的深呼吸，感受這份幸福氛圍。當時瞬間浮現一個念頭，有一天我老了，也想住在這樣的幸福裡……。這個念頭一直在我心中發酵，我想在步入老年以前，可以先為眾人打造幸福園地，因為內心住著這剎那被觸動的「幸福」。

　　如今十多年過去，期間我去了三次，最近一次是2019年4月，每次去都有不同的驚喜與改變，環境景象都一點一點地改變或增設，軟體的內容也不斷創新，唯一不變的是一直都有著滿滿的「幸福感」。

　　2019年4月的這天，因為返日訪友的行程，一家人在九州小旅行，在福岡時，我和西野院長電話聯絡話家常，電話中院長熱情邀請，如果沒特別行程是不是來園區聚一聚……，難得行程滿檔的院長在園區，如果不會打擾，買張新幹線的票就可以前往了，小孩也想去（因為聽到我說今天剛好有音樂會），旅伴們也想去，那就出發囉！

　　西野醫院是一家復健醫院，惠迪館則是集團旗下的高齡養生村，兩個空間合併成一個ㄩ字型的建築空間，切開建築空間的是入口大門，左轉是復健醫院，右轉是惠迪館，整個ㄩ字建築中間，包覆的即是一大片綠地與一座小山丘。

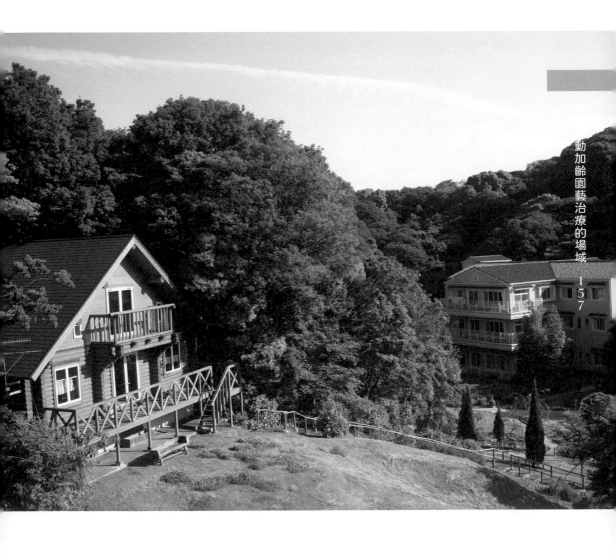

「優雅加齡、健康老化」是口號？
還是可以真實體現的高齡生活樣貌呢？

　　「優雅加齡、健康老化」的美好藍圖景象，是我在惠迪館一次次的親眼見證。想想人生青壯年時，雖然活力和身體機能處於巔峰，但許多想做的事可能因為學業、家庭、工作、責任壓力、陪伴孩子成長等種種因素而捨棄了；一旦退休，不用再為生活經濟打拚，孩子各自成家立業，擁有自己的生活時，就該好好享受空巢後的自由。

　　但是，要因「空巢」而感到孤獨，還是因「自由」而過得更精彩呢？真的是考驗著加齡後的智慧了。「享受加齡自由」需要改變的動力以及勇氣，所以迎接加齡生活需要預作準備，並且要做心理調適與轉換的暖身操。

音樂會不只是音樂會

　　我到的下午，剛好是三個月舉辦一次的音樂會，在西野醫院的餐廳，吃過當月版的營養師特調套餐後（營養師每月設計不同的套餐），步入園區花園，已經約略聽到輕快的鋼琴聲搭配著聲樂家的音質旋律，兩個孩子也被聲音吸引，尋著聲音方向而去。

　　音樂會除了鋼琴演奏、聊聊記憶中的歌曲、唱唱記憶中的歌、邊帶邊唱的手指謠，長輩們在如癡如醉的音樂饗宴中，療癒了一下午，帶著滿心的感動準備回家囉！

語言不是距離
孩子的活力總是感染著高齡者
小孩VS高齡者，常常是最佳的高齡活化良方

　　等待接駁車的時間，阿嬤們來到花園，找到一張庭園桌椅，團坐了下來，你一言我一語的搭談著，阿嬤們看到我家兩個小孩出現，目光立即被吸引，話題也立即打斷，因為孩子奔跑花園嬉戲行為，鎖住所有長輩的目光，大家開始「可愛い」的說著，討論他們幾歲？……我把孩子叫過來，跟阿嬤們打招呼「こんにちは」（並鞠躬），阿嬤們開心的一直和孩子說話，等我向大家說明，我們來自台灣，孩子是台灣人，雖然在台灣的日系學校念幼兒園，但只會一點點日文問候語……，這下我成了孩子跟阿嬤們的專屬翻譯，這樣他們也聊好久，後來我們哥哥說，剛剛音樂會上的手指謠跟幼兒園時所學的不一樣……，阿嬤們滿心好奇地說：「可以教我們嗎？」哥哥立馬當起小老師：「一根手指頭啊！一根手指頭啊！變啊變啊變啊變成毛毛蟲。兩根手指頭啊！兩根手指頭啊！變啊變成小白兔。三根手指頭啊三根手指頭啊，變啊變啊變成小花貓。……」大家都變身認真的學生跟著哥哥一起比，在旁邊的妹妹也沒閒著，一起跟著比劃（證明我也會，哈哈），歡樂的氣氛讓整個花園充滿笑聲。

讓長輩自然而然往戶外走去，並享受大地滋潤的美好

　　為了讓長輩喜歡從室內移動到戶外，園區一直都有很多不同引發動機的設計與誘因。這次來訪，花園中多了一座不算小的仿木涼亭，走近一看發現涼亭不只是涼亭，裡面沒有座椅而是設置類似自助餐吧的平台，上面有咖啡、白開水、紅茶、小點心及杯

盤等，原來這是自由取用的戶外下午茶吧台區，移動到戶外聊天的人，或是想喝杯咖啡（茶）的長輩，可以到此自由取用，這不正是庭園咖啡館的fu嗎？

健走小旅行

鼓勵長輩移動到戶外，可訓練其下肢肌耐力（或為了可以參加健走小旅行而努力落實每日運動處方，健走小旅行成了復健的短期目標）。而隨著季節不同、植物與氣象的改變，健行也會增添許多樂趣，同樣的路徑充滿不同的遇見，您只要緩慢的步行，就能發現環境中的細微差異。發現驚喜，也是生活小確幸。

多元的空間主題，在園區生活有如置身遊樂園

在園區，除了偌大的綠地花園空間，也有其他多元有趣的戶外空間，如小型露地型菜圃、高床植栽區、溫室、工具間、賞花步道等。同時，還規劃了園藝與農務相關的綠生活設施、竹林音樂區、柴燒披薩窯、螢火蟲復育小屋（園區花園中，有一道親水區，每年夏季都是大家一起賞螢火蟲的區域）、一棟山丘小木屋、後山健行步道，以及一隻陪伴大家的小狗的小屋。

在高齡健康場域中，除了「多元的空間場域」外，「空間的多元運用」也是很重要的設計。如何有效運用空間，也是園藝治療與療癒景觀整合的竅門之一。以惠迪館為例，園區前的綠地大廣場是一個多用途空間，隨著活動需求不同，可以隨時變成適宜的主題空間，例如巴比Q烤肉餐會、園藝盆栽組合課程、戶外園遊會式的主題園藝治療派對，以及每天等待交通車時的聚會聊天

空間、長輩們坐在花園中談天說地的交誼空間，是一個可活化使用的理想空間。

遇見用心的加齡服務機構，看見自己加齡生活的春天

像這樣，找一個用心的加齡照顧單位吧，您就能依照個人需求選擇日照型服務、住宿型服務，或選擇式參與定期的活動。再隨季節、時令、節慶，將優雅與健康生活中任何可能元素都帶進來，只需要報名和當天打扮好，帶著美好與期待的心出席即可，所有移動交通皆無需費心，不會受交通影響而無法遊憩，優雅的加齡生活即是這樣如實的上演中。

讓我透過照片帶各位來感受一下，我在日本所見的加齡幸福園地吧！

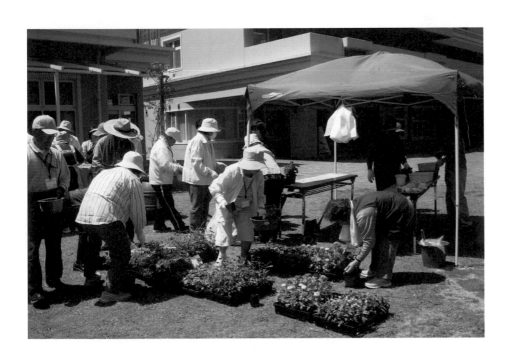

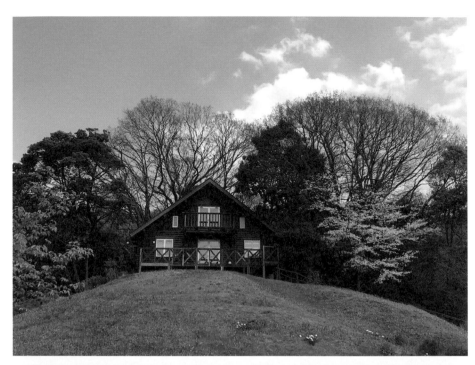

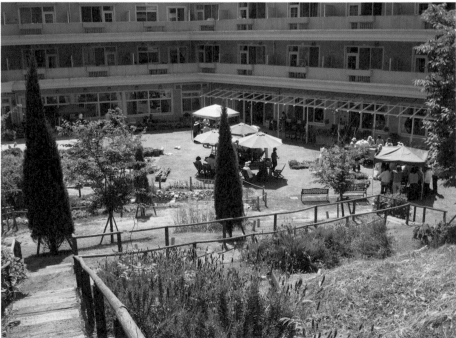

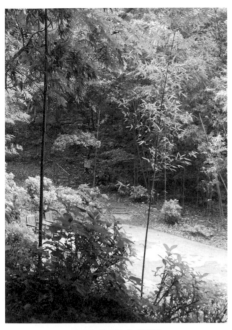

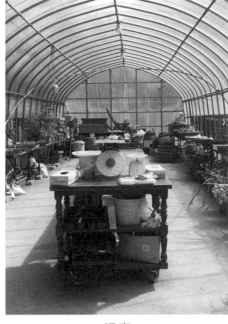

竹林音樂會場地　　　　　　　　溫室

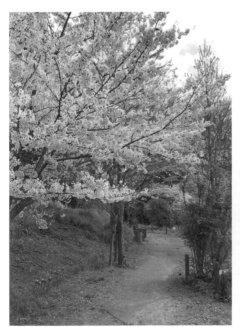

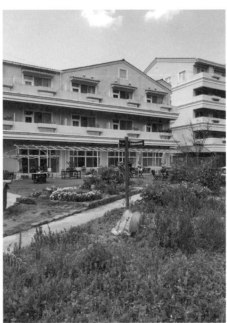

賞花步道　　　　　　　　　小型露地菜圃

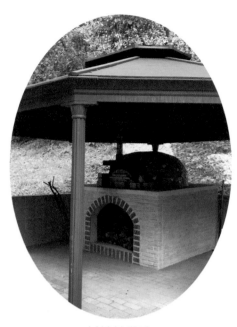

材燒披薩窯

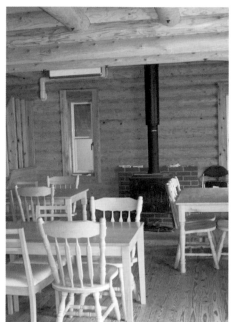

小木屋室內一隅

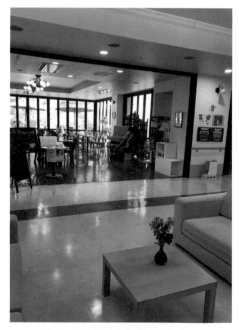

醫院附設簡餐廳與候診空間

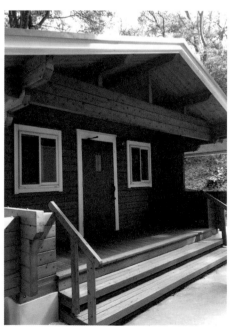

螢火蟲復育研究室

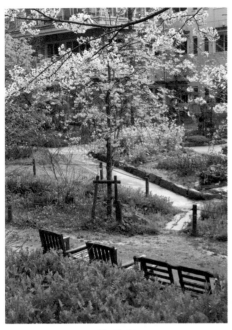

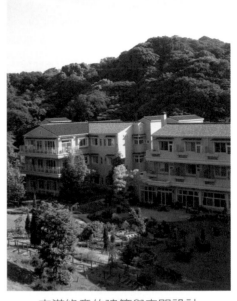

休憩區

充滿綠意的建築與空間設計

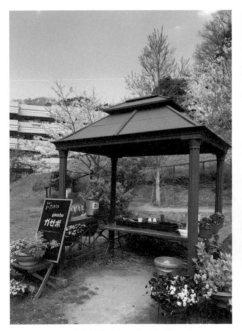

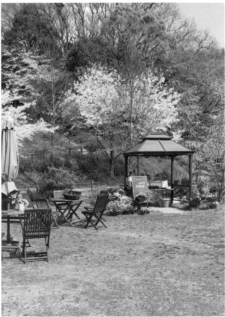

戶外飲料吧台涼亭

初春櫻花盛開時的花園

高齡、復健醫學專業，整合園藝治療
用於高齡者的日常「腦部活化治療」效益

　　西野院長將自己的高齡與復健醫學專業，結合園藝治療與藝術治療等於集團旗下的惠迪館養生村中，將其運用於高齡延緩老化、失智等長者身上，讓他們在接受有系統的園藝治療活動規劃後，獲得健康促進效益。針對用於「腦部活化治療」（Brain Activation Therapy, BAT）的園藝治療活動效益研究證實：

1. 回憶：施以節令性的民俗活動，對於喚醒過去生活的記憶是很有效的。
2. 五感刺激：透過活動中的五感刺激，有利於刺激認知機能的活化。

　　「腦部活化治療」是一種反覆的注意力集中訓練。以園藝治療活動為媒材，「腦部活化治療」的歷程中發現，在製作作品階段，會因為需要思考「該如何創作？」因此透過想像、思考等來判斷或思考作品，而集中了「注意力」。從開始製作到完成作品，腦部會因此不斷的反覆運作，達到有效的腦部活化效能。在作品製作的歷程，會產生強烈的「達成感」與「正面積極性的意念」，而高齡生活即是需要創造這樣的正向知覺感受。西野院長在實務經驗搭配實驗數據中發現，「感到快樂的知識學習活動」、「有氧運動」以及「交流會（談話會、討論會）」等，較容易提高興趣，並帶來正面積極性的意念，這個研究結果也與我在台灣第一線實務經驗的觀察相同，這是高齡服務時的重要觀念。
　　讓我們來認識惠迪館是如何落實「腦部活化治療」於日常？

惠迪館一日活動規劃案例參考

時間	內容
10:00	集合、開始 • 紙本問卷遊戲（1小時）：百的質量計算、成語縱橫字謎、漢字縱橫字謎、大家來找碴（尋找圖、文章錯誤）、記憶考驗（圖、單字）、俳句等。 • 料理活動（做點心、麵包） • 王牌遊戲 • 撲克牌
11:00	• 運動40分鐘 • 室內運動　直線跑步10分鐘 　　　　　　拉筋伸展10分鐘 　　　　　　韻律體操10分鐘 • 戶外運動　散步
12:00	午餐、餐後收拾工作
12:40	• 電視遊戲15分鐘 • 聯絡事項說明、聊天、講義等
13:00	• 趣味活動90分鐘 　★陶藝、紙黏土 　★明信片彩繪、顏色塗鴉 　★園藝 　★壓花 　★剪紙 　★書道 　★拼布 　★編織籃子 　★串珠
14:30	• 製作個人學習日記 （手寫記錄及活動中的記錄相片，圖與文字的搭配，幫助記憶或回憶學習的內容）
15:00	結束、解散
其他	• 一天的戶外活動（參觀美術館、博物館、爬山健行） • 聊天會（在戶外辦理）

亞洲之星在台灣
亞洲健康智慧園區

開窗眺望遠山，深呼吸就療癒了

退休後，會（想）住在哪裡？

繼續住在起家厝？

換一棟小一點的房，省得打掃太辛苦？

翻修房屋，打造全新無障礙的理想宅？

換棟有電梯的房子？

換更大的房子，期待三代同堂？

到鄉下買一塊地，蓋間理想中的農舍，享受田園生活？

找個周邊機能佳的住宅移居？

舉家遷移，移居海外？

找一個自己理想中的養生村？

回老家，憶童年？

且走且看吧！

……

無論是哪一個退休「宅」，
無論哪個階段，我們都想住在幸福裡，
住在身心安適的環境中。

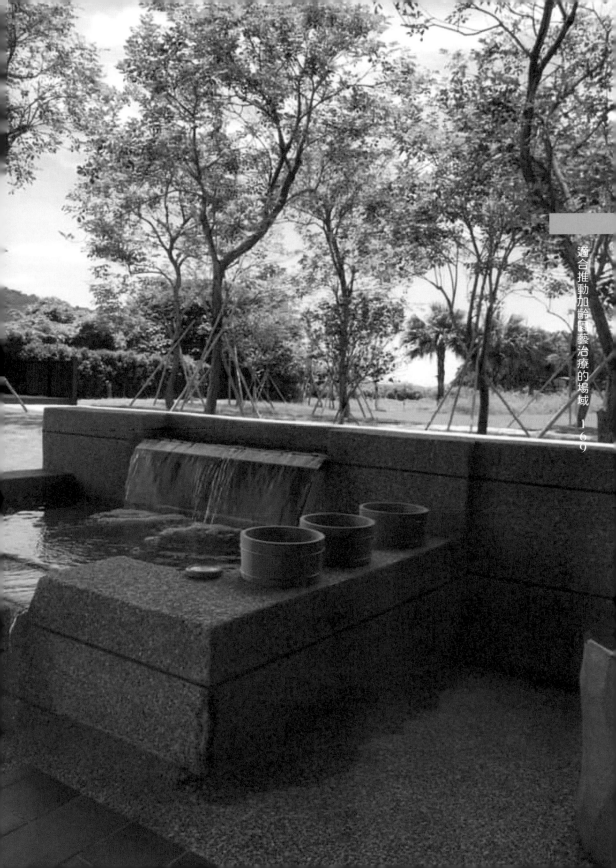

加齡後，渴望什麼樣的生活場域和生活形式呢？

隨著年齡增長，身體機能的老化不可避免，但如何優雅加齡，享受自由時間的健康生活呢？國際醫學期刊《刺胳針》（*The Lancet*）刊登的〈失智症的預防、介入與照護〉（Dementia prevention, intervention, and care）文章中提出，失智症的危險因子除了遺傳基因外，中年時的聽障、腦傷、高血壓、酒精傷害、肥胖，還有高齡後的吸菸、憂鬱、少動、孤獨、環境空汙、糖尿病等，都是危險因子。若要預防或延緩高齡失智的風險，必須遠離這些危險因子，上述包含了主客觀因素，其中個人可控因素，例如不良生活習慣，可以透過自律改善；身體上的疾病可以透過醫療協助；情緒上的「憂鬱」、「孤獨」，以及活動意欲低下的「少動」，都可以透過各種替代療法，獲得可能的紓解與協助，例如園藝治療、森林療癒、藝術治療……等。然而「空汙」屬於大環境條件，因此選擇宜居的養生環境更重要。

「離群索居」有礙社交活化

如果可以坐擁自然景觀，每天被自然療癒於無形，閒暇之餘參與「園藝健康促進活動」，持續活化五官七感、縮短食物里程，享用可食地景的新鮮蔬果，品味原食物風味的料理，又可滿足加齡後隨需而醫的醫療需求，與朋友家人間的交通網絡也便利。加齡的日子裡就可以獨處，也可以參與不同主題的課程活動，享受社交活化的健康加齡生活。

讓加齡的日子不孤寂，盡情享受青春年代無法體會的瀟灑、安心與自在，這是理想世界？還是只能放在心中的願景？

2019年一樣忙碌的一天，信箱中傳來一封邀請函，腦海中立即出現10多年前，在日本剎那的觸動「加齡後要住在幸福裡」……就這樣，一封信開啟了一連串的緣分。我終於結束三場海外演講回到台灣後，來到這塊基地，當時整地及溫泉設施已進入完成階段，環視周邊天然景觀資源，我不知不覺地想要深呼吸一口。視野所見是遠處的南山巍巍聳立、四合院的書院古蹟、周邊油綠的稻田，伴隨身邊陣陣的徐徐微風，我的五官七感告訴我，這是台灣版「住在幸福裡」的藍圖樣貌。

後疫情時代，人類對自然是否有了新的覺醒？

2020年初，疫情席捲全球，大家措手不及，也讓人們重新審視生活與健康的概念、人與自然相依共存的必要性。依照世界著名的調查研究「藍點調查」（Blue Zones），全球高齡長壽地區環境條件特質有三好，「好空氣、好山水、好土地」，即低度耕種概念，加上高綠覆率的自然景觀，維持人與自然共存的友善關係，才能孕育健康的空氣和水質，而豐沃健康的土地滋養了植物，成為健康飲食的來源，人類才能獲得健康與低罹病率的長壽生活。這個回歸自然的生活態度與觀念，也是園藝治療的最終理想，期盼鼓勵更多人回歸自然、親近植物生態，以找回人連結自然的本能，重獲（維持）健康的身心靈。

全球長壽村有三好
「好空氣、好山水、好土地」

「好空氣」是長壽聚落環境的主要因素，好水可以攜帶，好空氣無法攜帶或移動，其重要性無庸置疑；這些年全球興起森

林療癒，顯然在好空氣及負離子含量高的空間，只要呼吸就可獲得健康。「好土地」如何定義？沒有過度耕種或開發造成土壤汙染，保持了大地天然的恩賜，從這些土壤成長的食物自然成了滋養身體養分的來源。「好山水」則是心靈層面的健康來源，人在優質的自然環境中找到健康頻率的共鳴，交感神經與副交感神經便能和諧互動，讓「心靈休息」，這印證了神經醫學實證的結果。身體好了，心情才會好，「睡飽、吃好、身體好」何其健康又幸福！

「預防醫學」VS「健康地產」

台灣於2018年開始邁入高齡社會，2025年預計達超高齡社會，隨著高齡化、少子化社會來臨，人口結構不斷急速改變，住宅的需求也跟著改變。

彭培業總裁所著《2021健康地產新趨勢》書中提出，「健康、養生、醫療照護」是高齡養生宅的創新整合。所謂「高端服務照護」，是從食衣住行育樂整合健康元素。因此「健康養生宅」是用預防醫學的觀點出發，滿足高齡化社會的需求，提供良好的居住環境、個人化健康飲食、身體機能活化與活化社交網絡，兩者合而為一，即是「高端渡假飯店型照護住宅」與「家」的整合，以達到身心靈與社交關係活化的效益。

台灣房屋集團旗下的「亞洲健康智慧園區」，坐擁得天獨厚的地形地貌、高綠覆率的空間、碳酸氫鈉美人湯泉、便利的交通網絡，加上集團的宏觀規劃，引領台灣房地產第五波「健康地

產」之牛耳，創新整合住宅與長照服務，推出了「高端渡假型服務照護住宅」。它整合軟硬體、生活醫療照護、AI 智慧、療癒園林、有機餐飲、啟動五官七感活化的活動，並融入人文熱情，作為園區整體藍圖。

全園區搭配新式建築工法與綠建築，讓人遠離病態建築症候群（SBS）。導入科技智慧生活化，引進優秀醫療團隊，提供「隨需而醫」的醫療服務。更借景自然的療癒景觀空間設計、安排加齡園藝療癒的健康促進課程，並結合溫泉養生的天然碳酸氫鈉美人湯泉。園區的主客觀元素呼應了2020年國際期刊所提的預防高齡失智、身心理健康有益免疫力提升的元素。再加上園區整合多元的照護服務、溫泉湯質，以及地處關西長壽村的健康環境條件，想要「優雅加齡、活躍老化」非難事。

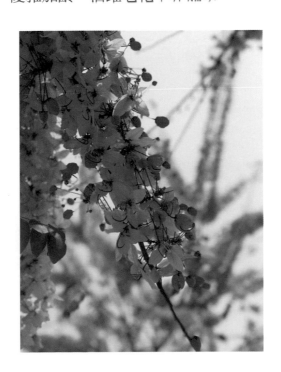

加齡後
為何更需要親近自然、進行園藝參與？

接納自己加齡後的身心靈需求改變

　　加齡後身心靈都會有改變，隨著人生階段不同，「需要」、「想要」都在改變，人各有不同，套用彭培業總裁的經典名言：「人到高齡後，不再是比財富、地位與成就，而是比健康。」

　　期待一座後疫情時代，結合溫泉「養生」、隨需而醫的「醫療」、加齡「綠色照顧」、「智慧科技」導入生活的養生村，能活躍加齡，讓加齡者能迎接人生再次的幸福生活。

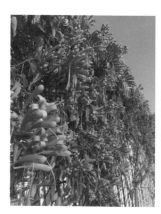
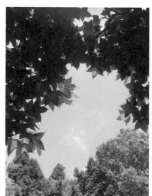
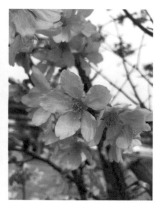

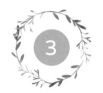

農村綠色照顧站篇

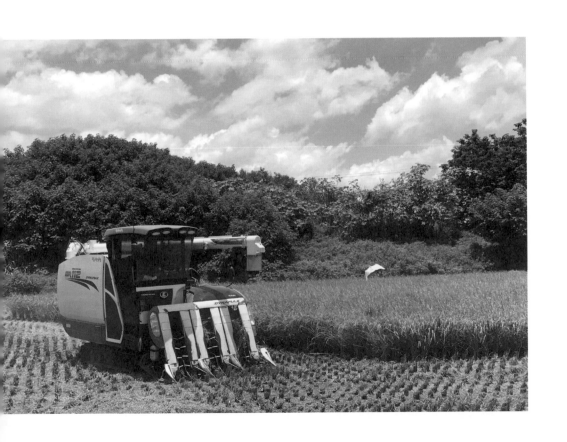

何謂「綠色照顧」？

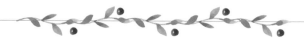

行政院農委會「綠色照顧站」

綠色照顧站出來
守護高齡作伙來

2020農村開啟幸福元年，農村「綠色照顧站」正式啟動
以人為本，鼓勵農漁會持續投入綠色照顧工作

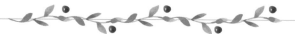

　　行政院農委會提出，推動在地老化、照顧農民並接軌長照2.0，直接照顧高齡農民的政策，在2020年起，輔導全國31個農漁會，成立「綠色照顧示範站」，包括農會28站及漁會3站。運用農漁會人員及家政志工，結合在地特色食材，發展具有地方特色的綠色照顧，營造友善高齡生活環境。照顧內容包含農村高齡送餐／共食、農業療癒課程／活動／參訪，以及改善綠色照顧場域設備。

　　農委會提出的綠色照顧，以「健康促進」為核心，發展「綠飲食」、「綠療育」及「綠照顧」三大主軸。所謂「綠照顧為運用農漁會既有空間，連結地方創生以提升高齡者身心健康，一同完善國家長照體系，建構以農業為本的三生（生產、生活、生

態）美好照顧網絡。」我個人也認為，這確實是農漁會推動綠色照顧的優勢，活化並整合農漁村資源，也讓綠色療癒資源豐富的農漁村，成了農村及城市居民獲得身心靈療癒與健康促進的好場域。

事實上，「綠色照顧站」的政策其來有自，針對農村人力結構嚴重老化問題，農委會一直很重視，該會從民國76年開始進行調查研究有關「農村高齡者問題與需求」，80年起以「終身學習理念」將高齡者組成自主性之互助組織，長期關懷農漁村高齡者生活，營造在地安養的友善環境。

再見幸福農漁村樣貌

農漁村屬於高人力需求場域，但現今面臨「人力老化」，期盼透過「綠色照顧」政策推動執行，達到「綠色健康」的目標。因此，鼓勵並輔導農漁會及農村社區投入綠色照顧，其以農業、自然環境，透過「農業組織互助」、「綠色元素互動」、「益康場域互享」，深入農漁村，延展綠色照顧網絡。

主委在綠色照顧站推動後，親自訪視照顧站，同時提出「綠色照顧站」的願景，他說：「農村人力結構嚴重老化，運用農漁會人員及家政志工，結合在地特色食材、文化傳承及綠色景觀療癒，發展具有地方特色的綠色照顧，營造友善高齡生活環境，以達協助高齡者在地健康老化的願景。未來農漁村不再只是老人照顧老人的畫面，還可吸引都會區居民返鄉及旅遊，藉由人與自然

的互動（體驗），開創綠色照顧產業。」主委說：「若成效不錯明年（2021）將擴大舉辦，同時期盼在4、5年內能將綠色照顧站推至全國400間農漁會。」期待，再見幸福農漁村的景貌。

　　有鑑於行政院推動長期照顧2.0政策，該會因具備農業多功能的契機，便以綠色照顧概念作為推動農村高齡者服務模組。其結合了農漁民團體與NGO組織網絡，並利用農業、農漁村自然元素，融合健康概念，協助在地高齡者健康老化。同時，還希望藉由農村再造的療癒元素，吸引外地高齡者進入農漁村，體驗人與自然互動的自然療癒歷程，獲得身心靈的健康促進。農委會並鼓勵農漁會成為C級巷弄長照站，深入農漁村延展綠色照顧網絡，一同完善國家長照體系。

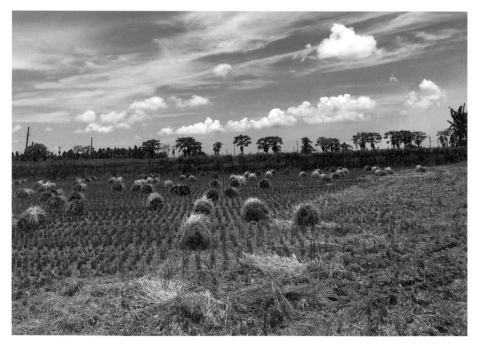

參考文獻：行政院農委會網站

綠色照顧七大主題

　　「綠色照顧站」課程主題，以創新學習服務導入綠色元素，增進高齡者社會參與，以達到生心理健康促進為宗旨。其課程包含七大類：

「綠栽培」（栽培技術）

「綠藝術」（花草藝術）

「綠飲食」（食農養生）

「綠用品」（樂活手作）

「綠遊戲」（自然遊戲）

「綠體驗」（體驗學習）

「綠導覽」（導覽解說）

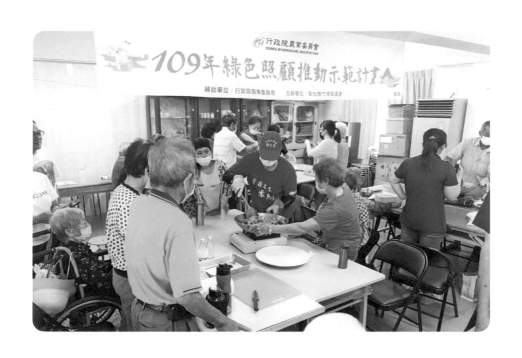

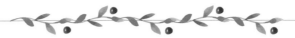

綠色照顧站
以彰化竹塘鄉農會為例

「綠色照顧站」全台31示範點之一

2020年是「綠色照顧站」的創辦元年

農委會開辦的第一年，我受邀至彰化竹塘鄉農會，規劃並帶領「綠色照顧站」的園藝治療課程，課程講師規劃以學院講師團隊為主，各自發揮所長教學。課程主軸以行政院農委會計畫中的七大主軸為核心，再加入我對農村高齡園藝治療的想法與方式。

本年度的綠色照顧課程，我期待引進多元面向、跨界整合的課程內容，為高齡生活注入健康＆園藝元素外，將怡情養性的藝術與音樂，搭配到園藝療癒之中，落實**「園藝療癒即是生活、生活隨時皆在園藝療癒」**。同時，**期盼透過課程引導，「借力使力」，讓長輩發展自己的強項智能，以及過去豐富的閱歷養分，成為滋養農村陪伴孩子們成長的動力，傳承農村的智慧與文化。**

課程規劃範例分享：我以一個月為單位來進行課程設計，主題首先考量竹塘在地文化特色、長輩連結事物、季節性、當今話題（時事）、國際高齡養生資訊等。至於知識如何輕鬆帶入課程呢？是以透過身體五官七感不同感知能力，來幫助學習與記憶，

而非發放文字講義的方式，講義對於農村長輩而言，並非最好的課程記錄方式。農漁村高齡長輩的園藝治療課程規劃，讓參與者享受學習新知的動力，是非常重要的教學技巧核心。

　　課程目標包含：將健康飲食概念帶入食農教育、融入日常的綠養生、分組合力進行以達到社交關係促進、發覺竹塘在地特色以及農村童玩製作。在找回童年記憶外，並且肩負傳承文化，及創造家庭間及隔代間的話題，達到家庭關係促進，身、心、靈與社交關係整體的健康促進，是我對農村高齡綠色照顧的課程目標與課程的期許，因為園藝治療課程並非只是手作課程，當然也不是理論課程，而是一場場結合生命間與自然的互動，串聯成身心靈與社交關係健康促進的一種療癒歷程。

　　當我看到一輩子務農的農村長輩，被園藝治療課程「感動」因而改變、笑容增加、話題增加、湧出強烈的求知欲、主動助人、活動意欲提升、對未來有期待、家人對他每天下課的分享充滿期待、善用讚美語言（說好話）、從被動等待服務到主動出擊操作……，再次透過大地之母之愛，證明了人的親生命本性，以及園藝療癒為人帶來多面向的正能量。真的，人人都可以遇見綠色療癒力。

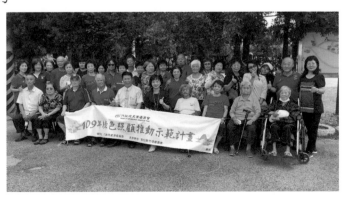

從「班級經營」
開始我們的綠色照護課程

　　大家來自不同的家庭，有著自己長期固定的生活習慣、表達方式、學習態度、學習新知的意願……等，加上長輩們經過社會洗禮＋不同人生閱歷＋個人特質＋家庭因素，以及目前身體狀況，都是可能影響學習的因素。

　　「我執」是團體中的普遍狀況，所以在進入課程主題前，一切需要重新洗禮一次。猶如我們**要進入自然療癒中，只有先「空杯」才能感受療癒，唯有「放下」才能寬心接納（發現）美好的事物。**

　　因此，課程前期須先透過「班級經營」方式，建立學習模式與態度、取得共識（默契）與彼此信賴感，才能降低長輩間在團體中的衝突，並且第一個月應由單一講師帶領為宜，降低學員對老師的適應阻礙，提升班級學習安定感。

在「綠色照顧站」找回人生遺落的那塊拼圖

　　如何再找回兒時求學的經驗與態度？（也可能無求學經驗，那這次就是找回人生欠缺的那份求學拼圖），我將「綠色照顧站」的課程學習，視為長者人生再次幸福的啟程。所以，如何重新整隊，一起啟程？我認為非常重要，但卻又不是件容易的事，畢竟，長輩們過去有著比我們更豐富的生活經驗、工作經驗、人生閱歷，豈能用「教」的呢？我相信「愛的教育」會讓人增溫，就從「心感」開始吧！

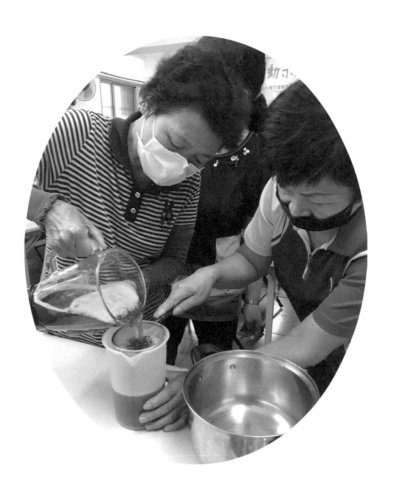

心理解勵
理解鼓勵引導
關同理真誠的讚美

……

開始我們的農村綠色照顧任務。

綠色照顧站
首堂課程流程規劃

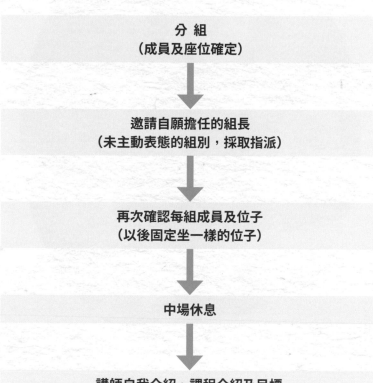

分　組
（成員及座位確定）

↓

邀請自願擔任的組長
（未主動表態的組別，採取指派）

↓

再次確認每組成員及位子
（以後固定坐一樣的位子）

↓

中場休息

↓

講師自我介紹、課程介紹及目標
（增加長輩對老師的認識，了解課程內容，對於課程有期待）

↓

進行當次園藝治療課程主題
（考量時間分配，當次設計入門款作品，以建立成就感）

↓

課程最後，再次說明上課時間與日期，
確認自己的座位，下次坐同樣位子。

高齡綠色照顧站
班級經營技巧技巧 Q&A

問、為何需要分組？每組幾位為佳？

答、透過分組小團體，降低長輩對大團體與環境的陌生感，增加長輩間的熟悉度，藉此達到互助合作的機會。建議每組6位左右。

問、為何要同時邀請「自願」、「指派」的方式產生組長？

答、因為未表態不表示不願意，避免課程延宕，必要時採取指派方式，長輩也會感到被肯定及責任託付感。

問、為何要再次確認每組成員及位子？

答、由於長輩對環境陌生，可能猶豫不決，可以詢問是否有人需要換位子？提供再次的變更可能，長輩感受被尊重而非勉強的不舒服感，可減少衝突或負面情緒。有時部分組別人數多，有些少，須進行介入協調，平均每組人數。每組人數確認，將攸關將來材料發放及材料分包作業，而且以組為單位計算分包，有利於每堂課程材料與工具發放流程順利。

問、位子分配的原則與技巧？

答、一組以6人為限。先隨個人意願分組，日後視狀況微調（考量每組能力的平均能力狀況時，必要時可進行調整）。若有使用輪椅的長輩，宜優先安排於最靠近出入口、廁所、出入方便的位子。若參與者中有照顧者固定同行時，也需為其安排一個陪伴座位。

問、 為何位子要固定？並貼上姓名？

答、 固定的座位可以維持課程的秩序性，避免不必要的紛爭情緒產生。正向的意義是，增加長輩座位左鄰右舍的熟悉度，結交新朋友，建立良好的友伴關係，有助於課程學習並促進彼此協同合作，再次迅速確認出席名單。

（助教需於下次上課前製作好名單，貼在每個座位桌上，以利第二次課程報到後，志工引領長輩入座）

問、 為何需要安排講師自我介紹、課程介紹及目標？

答、 可增加對主講師的熟悉度，有利於建立彼此的信賴感。知道課程方向與主題，則可提高課程期待，同時也會提高參與動機與出席率（因為部分長者尚有農務工作，或其他家務，可能影響出席狀況，缺課過多，跟不上學習的步調，可能影響後續學習品質）。

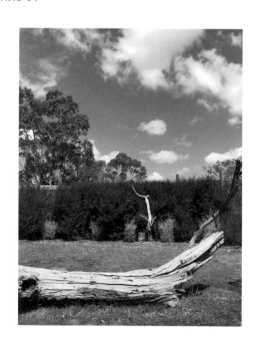

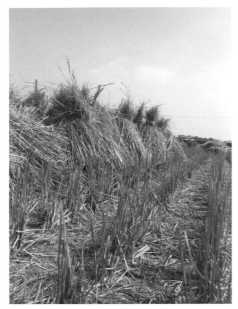

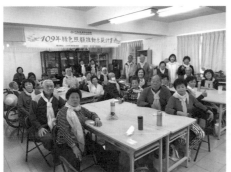

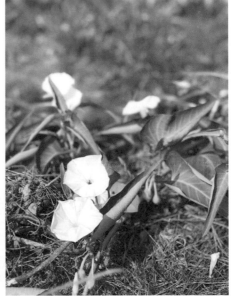

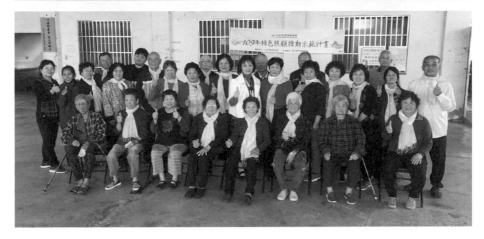

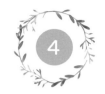

4

長照2.0各類場域篇

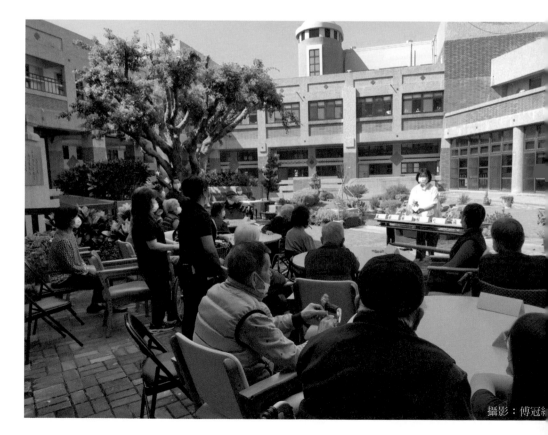

攝影：傅冠絵

長照2.0推動園藝治療

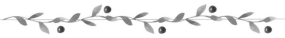

衛生福利部
長期照顧十年計畫2.0
園藝治療為長照服務
帶來溫度與生命感動

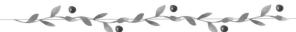

「幸福」是什麼？

什麼樣的長期照護可以讓人感到「幸福」？

「幸福」是不感到寂寞或孤獨

　　為了實現在地老化，提供從支持家庭、居家、社區到住宿式照顧之多元連續服務，普及照顧服務體系，建立以社區為基礎的照顧型社區，期能提升具長期照顧需求者與照顧者的生活品質（引用自衛福部網站）。

　　衛福部針對台灣人口老化，依照身體狀況與需求不同，提供不同服務需求，在社區中提供一定設施，使得失能失智長輩可在社區就近獲得長照服務，社區式服務有「小規模多機能」、「日照中心」、「失智共照中心」、「失智社區服務據點」、「失智團體家屋」等。

隨著年齡增加，老化是不可避免的，期待維持「健康老人」狀態，需要從食衣住行以及社交等多面向思考。如何優雅老化？如何維持有質量的加齡生活？是加齡後，多數人共同的期待，其實就是有生之年，希望有尊嚴地生活著。

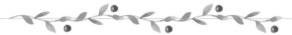

長照2.0提供許多不同對象的服務需求。
如果我們將「照顧」視為商業界的「服務業」，
那麼，如何服務到心坎裡呢？
這是長照業最高境界的自我期許。

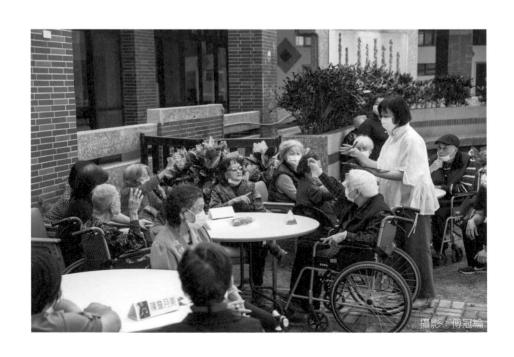

攝影：傅冠綸

園藝治療守護「照顧者」

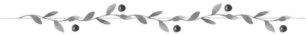

**我們不僅要呵護被照顧者,「照顧者」同時
也是我關心的一群人,我們可以如何透過園藝治療,
邀請他們一起守護自己呢?**

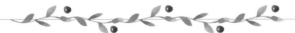

照顧者、照服員也需要園藝治療

我們常聽到家庭主要照顧者說:「照顧者是一份吃力,但不一定討好的工作。」這不是抱怨,事實就是如此。長照系統中,提供照顧與照護服務的工作同仁,每日工作內容亦是如此,既是工作也是責任。在被照顧者的生活中,他們扮演絕對重要的角色,因此,照顧者的身心靈健康狀態一樣重要。

如何維持家庭照顧者的身心靈狀態呢?(本國籍、外國籍)

除了喘息服務外,如何提供家屬支持課程?可以透過需求意向整合,或需求意向探討來覺察他們的需求,再來量身打造照顧者的療癒計畫,例如園藝治療、成立支持團體、規劃團討時間、新知學習課程,抑或是其他手工藝、藝術、音樂、運動、宗教等輔助療法。

機構單位照服員，如何在工作中
同時享受園藝治療的療癒力？

　　發自內心地說：「照服員是份了不起的工作。」打理住民一切需求，短暫代替了「家人」的身分，給了住民滿滿的安全感與幸福，除了愛心、細心、耐心、同理心以及專業外，體能也是必備的條件。所以，我也希望透過園藝治療活動的參與，讓平日忙碌的照服員們可以獲得療癒，以及獲得片刻的紓壓喘息。

　　一起參與園藝治療課程，除了陪伴，也可以一起療癒，因為課程進行中，跟隨園藝治療老師的步調，照服員只要「陪同」長輩即可，此刻他們成了「互助夥伴」。

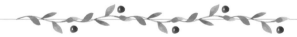

空間改變、角色改變、關係改變，心情也跟著改變，這就是透過園藝治療課程活動參與的「陪伴療癒」模式。

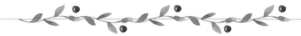

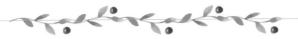

——日照中心——
打造阿公阿嬤的歡樂幼稚園

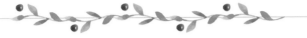

推動園藝治療

期待「日照中心」提供怎樣的服務？

日照中心是如何規劃一日行程的？

阿公阿嬤來這邊做什麼？

就如同我們為小孩找「托嬰中心」和「幼稚園」時，隨著階段不同，所期望提供的服務也截然不同。送「托嬰中心」的孩子還小，如同送保母家，期待安全的照顧環境、生活基本需求為主，學習為輔。然而隨著孩子漸漸長大，他們有了學習欲望、常規訓練的培養需求、團體生活的適應（社交）……身為家長，我們會找自己期待，並且適合孩子屬性的「幼稚園」。選擇「幼稚園」的評估方向，舉凡孩子每天的飲食內容、課程規劃、師資專業度、環境設備、是否搭配時令節氣辦理活動、教育理念、市場口碑、和家長的互動狀況、提供家長了解孩子在校生活的平台建置如何？……反觀高齡的日照中心，不也該提供健康老化的長輩們，一個這麼有趣且學習成長的日照服務嗎？如果長輩們出門到回家，只是去吃三餐、定時吃藥、接送、有人看顧、看看電視、睡睡午覺、發發呆打發時間，這樣是不是較屬於提供基本需求的「看顧中心」而已嗎？

日照時光可圓滿阿公阿嬤青春歲月錯過的體驗

因為我這樣看待「日照中心」的樣貌，所以我期待「日照中心」猶如阿公阿嬤們的歡樂幼稚園。這裡不僅提供基本的生活所需照顧，而且規劃豐富又精彩的每一天，有學習新知、社交關係成長與促進、維持健康的活動與飲食調配、生活常規的建立、節令與節氣連結的主題活動、親子間的互動平台網路……，這是我期待的「日照中心」幸福園地的樣貌。

因為加齡了，雖然體力各方面不如年輕時候，但過去為生活家庭打拚，許多年輕時代未完成的事，或許可以在日照中心達成。當長輩們在白天習得許多過去年輕時代，沒機會或沒時間學的手藝，除了活化身心機能外，還能精彩日常生活，並感到「有用感」與「成就感」，所以我說日照中心應該是阿公阿嬤的歡樂幼稚園。

隨著高齡化社會來臨，新生兒人口數下降，家庭照顧比負擔逐漸升高的世代來臨，或許「幼稚園」和「日照中心」可以合併設立，讓打拚中的夫妻降低家庭照顧負擔，而且阿公阿嬤和孫子一起上學去是多麼歡樂的畫面啊！

不同世代來臨，勢必要改變舊有思維，以因應世代需求。

園藝治療加入日照課程可圓滿長者的人生拼圖

有些日照中心長時間開電視讓中心裡的長輩觀看，這萬萬不可啊！特別是誇張過度的本土劇、討論激烈的政論節目，這些都可能讓長輩間因為立場不同產生衝突、隔閡，造成日後的關係恢

復難上加難，也容易形成過多的小團體，增加管理者與照顧者的辛苦。

　　在日照中心的時光，我們可以陪著長輩們圓滿人生一塊塊的拼圖。首先無論長輩、照服員、管理者以及機構負責人，都必須改變思維，畢竟台灣因應世代需求，學校系所成立了高齡照顧的相關科系，例如老福系、銀髮產業學系、高齡照顧學系等。許多年輕學子加入了高齡產業，因此照服員年齡大幅下降，如何讓這個產業更具前瞻性，讓年輕人也樂在此行業中，勢必要大大翻轉舊思維。例如：**只要能力可及的事，一定要讓長輩自己來，若把日照中心的照服員當成日常使喚的服務生，絕對是錯誤的觀念。可以自理日常可及之事，而不讓他自理，只仰賴他人服務代勞，只會加速長輩老化（退化）的風險。**

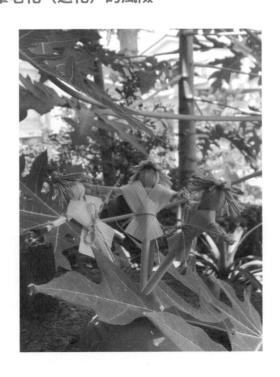

延緩認知功能衰退
園藝治療教案設計準則

尊重生命的個別差異，是園藝治療設計的最高指導原則。

　　因應對象團體不同，園藝治療教案準則皆須微調。先全盤了解參與者的個別差異資訊、課程活動可使用的空間條件如何？預算？預計辦理的期程、課程陪伴者的人數與身分等，確立並釐清園藝治療課程活動目標，才能讓園藝治療不只是園藝活動而已。

　　辦理園藝治療課程活動，不同團體唯一不變的是自然的基礎媒材，舉凡自然元素、綠意空間、植物素材、生態等大自然中的一切，都是可能的設計使用媒材（必須是安全無虞的品系，以及友善栽培的素材）。

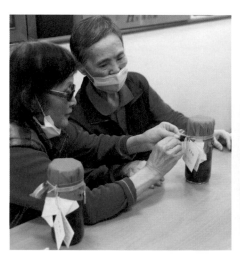
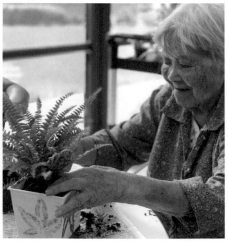

延緩認知功能衰退
園藝治療教案設計八大面向

1. 依照個別可及能力，增加「**輕度與中度運動**」的可能。
2. 而淺顯易懂的詞彙，提升「**認知活化**」。
3. 鼓勵「**學習並體驗新事物**」。
4. 提供「**放空（靜坐、賞析）**」的機會。
5. 「**生活功能促進**」，有助於自尊感的提升。
6. 透過活動或作品，讓「**情感表達（情緒的出口）**」。
7. 創造每個人都有「**自我展演舞台**」的機會。
8. 設計「**社交關係促進（協同合作）**」的作業工序。

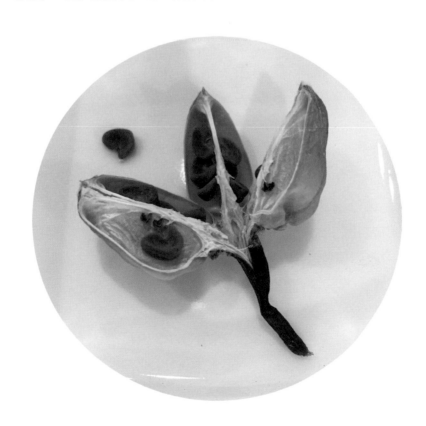

日照中心推動園藝治療實例

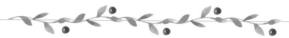

高齡照顧VS園藝治療最高指導原則
「鼓勵他做，不是幫他做」
「引導他做決定，不是幫他做決定」

封閉的社交網絡，是老化加速的開始
如何才能開展社交關係？

　　仙講　攏過去，講過　丟抹記，
　　坐咧　就睏去，倒咧　睏抹去，
　　出門　無地去，歸起　地家裡。

　　這段話不知流傳多久了，但我記得我的外公就說過這段台語的諺語，也是現今高齡科醫生拿來幽默談「初老」的經典絕句。先人就告誡我們，別當無趣又令人嫌的高齡者，所以不斷地學習新知、接收新事物、拓展人際網路，很重要，但這又談何容易？

　　加齡後，隨著身體機能的退化，真的會力不從心；又或者因為身邊的朋友一一離去，產生對生命無常的焦慮感，社交網路逐漸縮小，甚至社交阻礙而導致鬱悶情緒；也可能因為孩子各自成家立業，無法隨時陪伴在側的寂寞與過度期待，反而僵化了彼此關係；行動能力漸漸低下，則讓人對於「出門」漸漸失去動力；

身體的病痛，削減了正向的信念……，許多無論內在或外在環境因素，都像似綁架了加齡後的生活，所以一個豐富精彩有趣的日照中心，是非常令人期待的。家中長輩在適合的日照中心接受服務，心情愉悅，並維持良好身體狀態，可以減輕子女許多精神上的負擔，甚至可能緩和親子間緊張關係，讓隔代間關係活化，這些靠單方面是很難維持的，高齡後，需要更多元面向的協助。

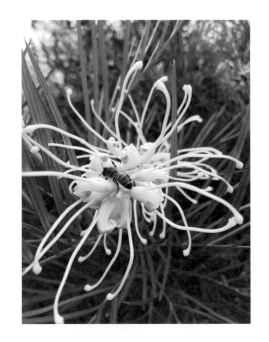

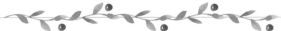

一輩子都要當「有趣的人」。
不只談吐風趣，思想正向，
還要經常接受新知並分享新知，永遠保持凡事充滿好奇。
當個優雅，讓人想要親近的長者。

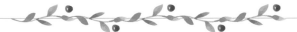

加入園藝治療等多元課程的日照中心
啟動高齡的生活動力

　　我透過園藝治療五官七感體驗，搭配在地文化與季節節令等，作為基礎，開展出一系列高齡者適合的園藝治療活動，讓長輩們從觀察、認真投入參與，到對於下一堂課程充滿期待，這一路走來都需要團隊的合作以成就此事。

　　以一年為單位，隨著四季節氣與節令不同，我們進行過許多不同的活動。

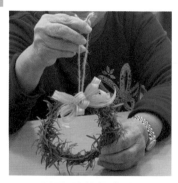

迷迭香芳香花環

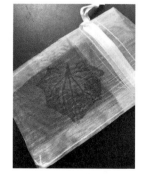

葉拓芳香袋

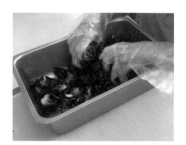

洛神花蜜餞製作

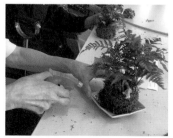

日式苔球製作

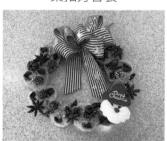

菜瓜布聖誕門圈

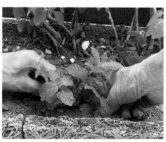

建置我的香草花園

我相信，許多園藝治療師在工作中，遇過許多不同的狀況與困難。活動參與歷程所有的狀況都可能發生，但只要我們持續保持接納、熱情、尊重、邀請……，許多困難便能迎刃而解。例如有些長輩需要多一點時間「暖身」，才能放心地加入我們的園藝治療課程活動，園藝治療師不要心太急，「強摘的瓜不會甜」，一切需要再增強信賴感，唯有長輩內心安適、自信提升，活動意欲才會提升，也才可能願意放手挑戰過去日常沒經驗過的事物。這樣的歷程不限於長輩，小孩、身心障礙團體、家暴家庭、經濟弱勢家庭團體……等都遇過，我也不例外，這或許跟個人的個性、過去的學習經驗或人生歷程有關，其中有著錯綜複雜的因素，但我認為無需探究過往。只要此刻起，我們用真誠的心、耐心又簡單明瞭的教學方式、鼓勵與引導，願意給他們時間，等待意欲起動的那一刻，就會有機會讓更多人一起發現綠色療癒的美好，請秉持「總有一天等到您」的心念。

「園藝治療」讓彼此的生命，一次次的交會。

日照中心的園藝治療課程活動實例分享
主題：春夏季蔬菜播種與栽培

準備工作

1 確認園區有無陽光充足、可以栽種蔬菜的空間。除了陽光條件，水源取得的便利性、長者前往的路徑是否方便、安全也須納入考量；建議鄰近平常活動的室內空間、部分蔬菜可以栽種於高床空間高度（考量多數長輩較不適合蹲下、彎腰的田間農耕方式）。

2 採買澆水器材、栽種盆器、泥炭土、紗網（排水網）、純有機肥（作為基肥）、植物卡牌用紙等。

3 至蔬菜種苗店，選購當季蔬菜種子或種苗。

4 確認種苗品種及栽種方式後，依照功能能力條件不同的長輩，分配入「主責表」中（頁205）。手部功能較無法執行精細動作者，分配「撒播」方式的蔬菜。認知及手部功能佳者，負責單盆數量較多的蔬菜品種（經過一次栽種後，長輩可能開始有自己想種的菜，所以秋冬季蔬菜栽種課，可改採團體討論方式，為園區蔬菜規劃）。

5 確認好「春夏季蔬菜播種活動主責人及栽種植物總表」後，為長輩們選擇一張美照，設計一張含照片的姓名卡，尺寸至少10×20公分，卡中包含人名、蔬菜名、個人照片，其中「人名」要放大至長輩容易一眼辨識自己姓名的尺寸。主責卡需護貝處理。

6 製作澆水壺的水位線標示（頁204上圖）。

7 課程進行在室內種植，首先將護貝好的主責卡貼在盆器立體面，完成後移至戶外規劃好的栽培區定位，當天立即進行澆

水。日後天天由長輩定時進行澆水作業。依照機構所處環境之季節天候狀況不同，給水頻率不同，一般夏季早上及傍晚各一次。

8　陪同人員只要從旁確認長輩安全無虞，無需介入澆水等植物照顧作業，盡可能讓長輩自主決策與照顧蔬菜，讓他們彼此討論解決問題（因為其中可能有經驗者，可以提供諮詢，有助於友伴關係互動提升）。

9　至於何時採收？也可由主責長輩自己決定，要煮哪道菜？也是長輩們自行討論、採收、烹煮，分工合作進行，「美味的菜園蔬菜上菜囉！」這堂課，全日照中心的長輩一起參與品嚐最幸福的時刻！

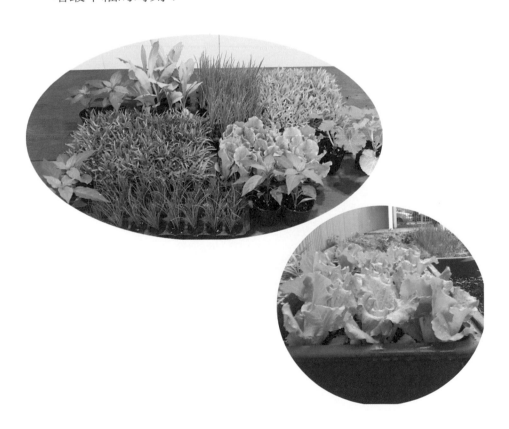

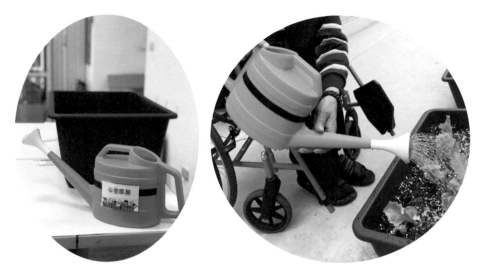

以黑色膠帶標示最高水位
（水量控制及依照個人手腕部肌耐力不同，標註水位位置）

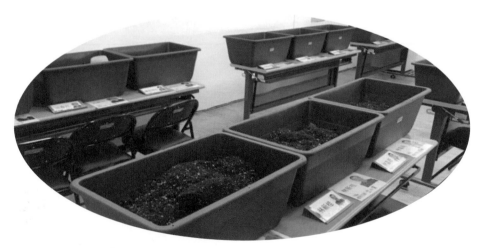

蔬菜栽種及主責卡

「春夏季蔬菜播種活動」主責人及栽種植物總表

序號	主責人	協助同仁	栽種植物名稱	一盆數量	備註（採收說明）
1			甜劍	6棵	• 取葉食用，主莖留著，持續成長採收。 • 較一般A菜少點苦味，多點甜味
2			大陸妹（半包心）	12棵	• 整株採收食用
3			空心菜（白骨）	12棵	• 摘心採收食用 • 口感較脆，葉色較淡
4			空心菜（綠葉）	12棵	• 摘心採收食用 • 口感較硬，葉色較深
5			蔥	12棵	• 整株採收食用
6			韭菜	12棵	• 整株採收食用
7			節瓜	1棵	• 植株中心需要設立矮支架，果須套袋，避免果蠅叮咬。 • 摘果食用
8			甜辣椒	2棵	• 摘果食用
9			青江菜	種子播種	• 整株採收食用 • 採收後再補植新苗
10			小白菜	種子播種	• 整株採收食用 • 採收後再補植新苗
11			秋葵	3株	• 株中心需要設立支架 • 摘果食用
12			瓜類		• 此項需要露地栽培，需視場地條件決定。

側錄阿公阿嬤們的活動對話
阿公阿嬤們互動可愛語錄

◎失智的阿嬤說：「在我年輕時，婆婆種了很多蔬菜，空心菜、莧菜、茄子，常常要去田裡替婆婆栽種的蔬菜澆水，原本不會種，看久了多少會弄一些。」
阿嬤繼續手邊的翻土動作，邊指導我們：「在翻土時，要注意手勢，由下往上攪拌，好像炒菜的手勢一樣。」「在種菜時，每一株菜放進土裡後，從旁邊撥一些土蓋住，秧苗周圍要輕壓一下。」一碰到土，阿嬤過去生活記憶通通湧現，話匣子一開完全無法停下來，我們才發現原來阿嬤這麼健談。

◎分配到空心菜苗的阿嬤說：「要煮時，一定要拍大蒜，加一些豬油，拌炒一下，很香很好吃。」

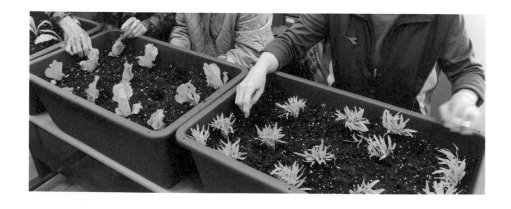

◎盆器移到戶外栽培區時，阿嬤發現陽台其他盆栽狀況說：「啊～這些花哪Ａ答搵搵（乾燥台語），我來嘎澆水一下。」之後又發現種蔥的阿公還沒澆水，就說：「這先生種的蔥很漂亮，我來澆一下水！（工作人員引導奶奶提水給輪椅上的阿公，奶奶看著阿公手沒力，主動協助提水壺把）主動助人，是活化住民間關係的起點。

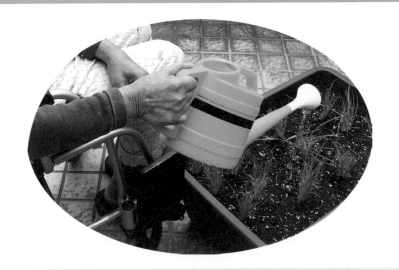

◎種好菜，戶外栽種區定位好，澆好水，一群長輩圍著盆栽說：「吼！這株Ａ阿菜真青、真嫩，炒起來一定真好吃。」主人說：「我這菜等收成後，大家都來我家呼我請，我辦桌請你們。」就這樣妳一語我一嘴講得笑哈哈。

◎當工作人員問外省爺爺種什麼菜？爺爺說：「我今天種青江菜啊！菜籽一點一點看不清楚吼，等它收成，拿來煮牛肉麵、陽春麵都很適合。以前我開麵店時，手邊沒小白菜，就買些青江菜替代，像做燙青菜淋些蒜蓉醬油及獨門配方，煮牛肉麵當配菜也很合適。」爺爺馬上連結到自己剛卸下的工作記憶。

◎阿嬤在幫泥炭土塊鬆土說：「嘿你看！這一角一角的土，好像在搓湯圓、做粿的ㄍㄟ切喔！」另一位阿嬤則是說：「你看！這土角很像控窯的土角，也像古早人的土角厝。」順手就拿起來與隔壁的阿嬤分享。之後加入有機肥、認真地攪拌均勻時，笑說：「怎麼這很像炒菜動作（笑），我手沒啥力，下面的土弄不到。」鄰座的奶奶聽到，就默默過來幫忙。阿嬤們真的連結力很強，過去成長記憶所見，在種菜時通通自動串連一起，「歡樂」的心情，不只是情感流動，也是一種記憶的連結。

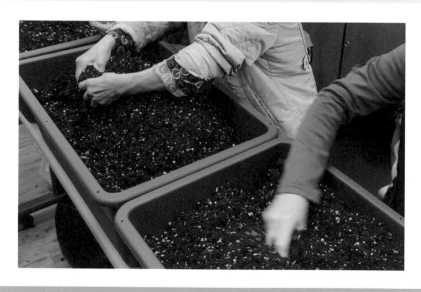

◎種到韭菜的阿嬤，邊種著韭菜邊說：「這韭菜收成後，可以切細細包水餃、也可以切肉絲或切豆干、加入豬油去拌炒，真對味。」邊種菜時，還會指導旁邊的工作人員說：「要挖洞，用食指挖下的深度就好，若太深菜根無法生長。」「還有喔！這跟種田一樣，菜苗的距離要抓好，這個很重要！」這些原本老師要叮嚀的話，都被阿嬤講完了。哈！

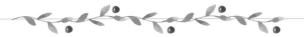

——小規模多機能——
融入日常的照顧模式

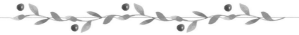

推動園藝治療

民國104年起，衛福部開始推動小規模多機能服務，目前全台有81家（2020/12止），是在社區照顧環境中，延伸長者的家庭生活，落實「家庭化」的照顧理念，提供長者從日間照顧延續至晚間餐飲、沐浴服務。簡單分別，小規模多機能和團體家屋主要的差別在於，提供服務的形式不同，團體家屋為社區中，提供具行動力之失智症者家庭化及個別化服務（24小時住宿服務）。「小規模多機能」提供日間照顧、到宅提供身體與日常生活照顧、家事服務及其他多元服務，若特殊狀況需要留宿，也可提供長者留宿的服務。

小規模多機能的服務目標：提供失能、失智症者多元照顧服務，以及回應家庭照顧者臨時托顧的需求。以長者為中心的照顧取向，規劃以日間照顧中心為基礎，擴充辦理居家服務、臨時住宿等多元服務，依長者服務需求，提供「客製化、個別化」的照顧服務，長輩即使白天不去日照中心，也會有了解長輩習性的照顧服務員到家中關懷服務；當家屬有臨托需求的時候，可以將長輩送到平日參與活動的日照中心。夜間在熟悉的工作人員陪伴

下，獲得安適、自在的照顧服務，達到有效支持家庭照顧者的政策目標（引用自衛福部網站）。

無論是「團體家屋」或是「小規模多機能」都是家庭的靠山，與照護家庭有著非常緊密的互動關係，這份跨越親情血緣彼此鼓勵支持，雙方的信賴感與支持度牽動著整體的照顧服務，如同我在台中清水「心佳家屋」的家屬座談會聽到的，家屬說：「我們都是一家人，我們互相扶持，在照顧這條路。」這句話深深感動著我，更是照顧單位同仁最大的鼓勵。

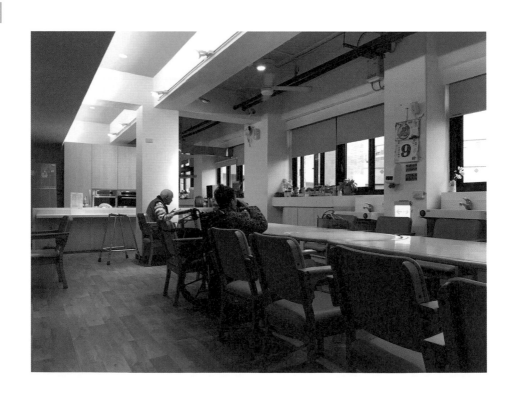

小規模多機能推動園藝治療實例

　　加齡照顧場域規劃，已經不再只考慮無障礙、護理照顧需求而已，這些已是基本配備。室內可以帶入多少自然光源、自然空氣引入室內、光源佳的戶外空間（露地、陽台皆可）、提供多功能使用的空間設計，都是很重要的元素。從空間到活動設計的參與，就不難理解為何需要這些元素，其皆有一貫化的關聯性。

　　從國外到國內，所有長照專家的觀點，有一項一直以來都一致，即是「加齡照顧環境場域，應提供家的感覺（元素）」，因為「家」是心安住的處所，是人與生俱來的認知感受。機構、養生照顧場域，只是家的形式改變、成員改變了，但善用一些「家」會有的元素，即可喚醒人心中「家」的氛圍或氣味，以安住人心。例如：廚房、客廳、餐廳、臥室……等。開放式的廚房，讓長輩可以一起參與料理食物的過程，照服員和長輩一起邊做邊聊天、長輩同儕間談笑互動，煮食的氣味會引發大家對料理的期待，啟動食慾與期待，「飯菜香」不就是媽媽的味道（爸爸的味道）？「家」的元素中，每天三餐的樣貌也是最溫暖的一塊記憶，不是嗎？

　　考量照顧品質、被照顧者以及照顧者負擔，確實有些對象不適合在宅加齡或在地老化，因而接受機構的日照服務，或住宿型機構服務，已經是趨勢也有其必要性。如果主、客觀因素都適合在社區老化，那麼創造社區友善空間，可以在熟悉的社區中，安全無虞並享受友善的加齡生活，也是一個可能選項。針對在地老化議題，這幾年台灣有許多貼心的政策，例如2020年農委會針對

適合推動加齡園藝治療的場域　211

農村，成立31個「綠色照顧站」示範點，水保局也即將在2021年開始推動社區高齡園藝療癒計畫等，以及數個城市已經建置防走失機智，結合科技智慧網絡技術、與志工招募訓練推廣，改善社區環境成為加齡宜居空間。

　　隨著現代人的平均餘命不斷延長，環境結構改變，認為去機構是子女不孝的觀念，早已過時、跟不上時代趨勢了，如何讓加齡後，不同階段都可以一起享受彼此的生活品質，是在家中尚未出現加齡成員前，就可以開始討論的議題，請多理解家庭成員彼此對於加齡生活的期待樣貌為何？

　　現在的機構很居家，也很日常，導入「園藝治療」的機構，讓接受服務者的生活多采多姿喔！

小規模多機能的空間與日常

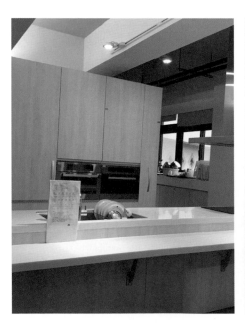
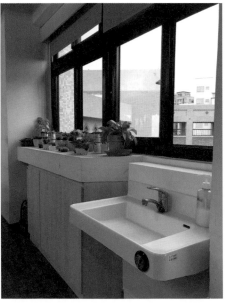

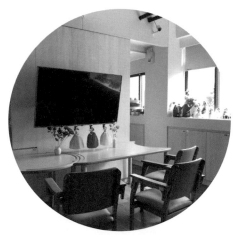

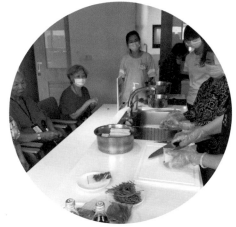

入口玄關　　　　　　　　　開放式中島廚房

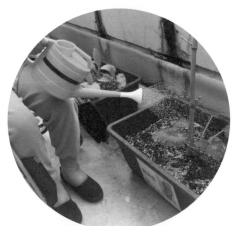

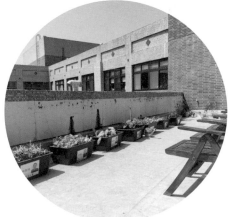

你們可以，我也行！
行動不便，
當然不會是活動參與阻礙！

陽台閒置空間，成了我們的遊戲場。
（有陽光、有水源、排水無虞，
　就可以開始我們的蔬菜花園囉！）

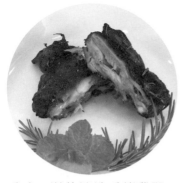

香味四溢的迷迭香烤雞腿，擄獲大家的胃。阿嬤說：「我一直不喜歡迷迭香的氣味，但它醃肉這麼好吃，讚！」

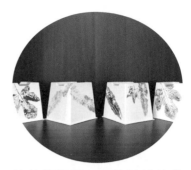

綠藝術課程，啟動繽紛的花花世界。花器拓印，製作獨一無二專屬花器。

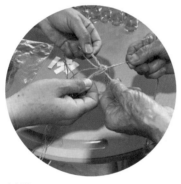

編織
咖啡廳佈置的編織玻璃瓶袋，一樓一樓蓋，沒問題的啦！

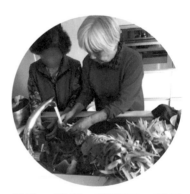

邊洗、邊煮、邊聊天，就是日常。哪怕話題沒有交集，但各自講得很開心，又何妨？

時間到了，大家呼朋引伴，拿著澆水器等工具催促著照服員，澆菜囉！養成了每天固定的生活習慣。

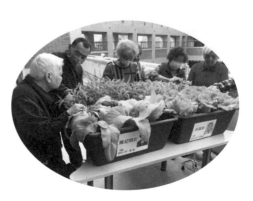

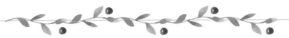

——失智家屋——
用身體記憶的學習模式

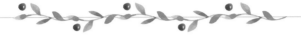

推動園藝治療

　　失智症是一種整合性的疾病，伴隨疾病產生的個別差異和症狀也不盡相同。但是相關研究資料顯示，失智症為不可逆疾病、尚無藥物可以痊癒、美國大藥廠也放棄繼續研究失智症藥物了（但醫界有針對緩解不適症狀的藥物），雖然讓失智症痊癒的藥物不被樂觀期待，但透過研究發現，有助於「預防」或「延緩」失智的因子，包含運動、生活型態、情緒、腦神經活化刺激……等，各界都在努力解套這個世紀疾病，雖然一切尚無標準答案，但保持愉快的心情、親近大自然、維持身心靈規律的生活和飲食、不間斷學習的習慣及適度的運動，肯定是有益身心健康的。

面對不可逆的失智症，還可做些什麼呢？

　　為了人類身心靈健康促進，除了傳統醫學技術的提升外，全球發展出許多「輔助療法」；其目的不是為了取代傳統醫學，而是作為輔助傳統醫學無法涵蓋的其他面向需求，提供多元的健康促進形式，例如「運動

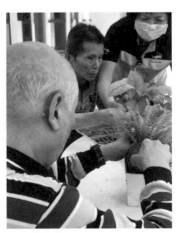

治療」、「園藝治療」、「懷舊治療」、「森林療法」、「音樂治療」、「藝術治療」、「宗教治療」、「大笑治療」……。

以「園藝治療」為例，其可服務的對象與方式非常多元，既深又廣，是可以融入日常生活的療法。**因為照顧植物，產生規律的活動週期，自然而然成為每天、且固定的生活習慣，而「習慣」內化成生活的一部分，即是啟動自療力的方法。**園藝治療的活動設計，都是以自然界的一切媒材為基礎，並且發展而成，不論是藉由自然空間的「景觀療癒」或是「活動參與型」，都可以隨著個案狀況、環境設備條件、氣候條件、預算等主客觀條件進行調整。

特別是失智症，是用身體記憶與學習，在多元的園藝治療活動中，容易啟動五官七感的感知活化，並開啟記憶的鑰匙。

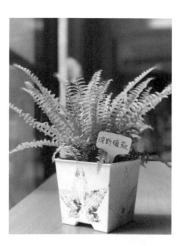
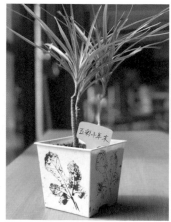
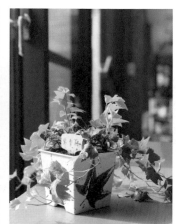

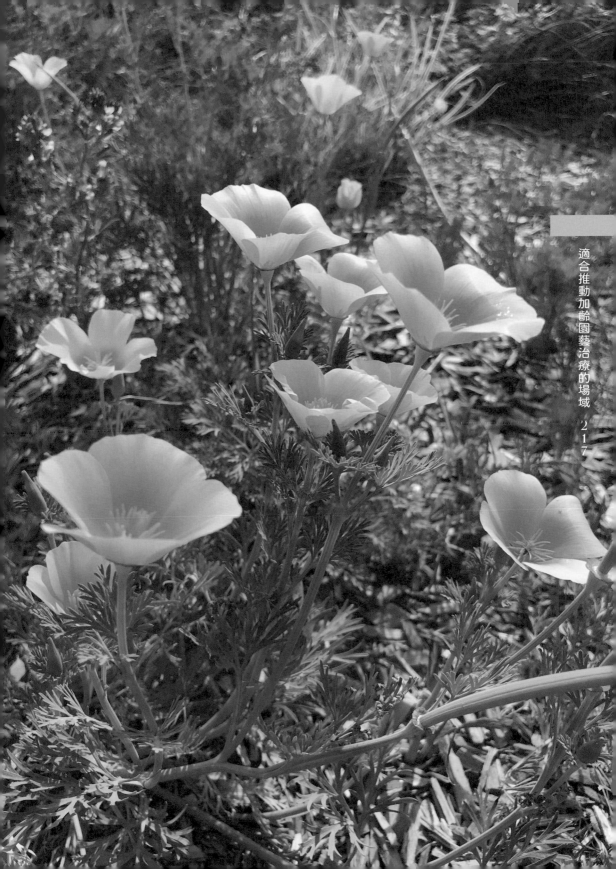

為什麼一定要記得你是誰呢？

　　失智症患者，除了身體機能的狀況變化外，「遺忘」也讓家人在情感上感到像斷了線的風箏，在乎他（她）記得誰不記得誰？還記得什麼事嗎？這樣的對話，只會讓彼此更糾結。

　　患病後個性的改變、徘徊行為或攻擊性語言……也讓親人的情感更加複雜，我在失智症團體活動中，聽到許多家庭分享各自的狀況，讓我也憶起了當年未同住的爺爺，原本活力滿滿到處趴趴走的他，跌倒後不良於行，慢慢退化，逐漸出現遺忘親人、自理能力漸失或身分錯位的狀況，那時稱為老人痴呆症。當時我還在日本求學，回台期間和爸媽一起北上探視爺爺，他看到我們非常開心雀躍，但後來他開始說著非現況的人事物，當時我傻著，不知如何回應……，看著爸媽、叔叔、嬸嬸順著爺爺的跳動話題，和爺爺持續對話，有說有笑話家常，那時我領悟到，這原來是另一種幸福。20多年後，因為園藝治療工作的緣分，我服務許許多多的失智長輩，即是秉持當年這份「原來是另一種幸福」的信念，帶領並陪伴一場場失智園藝治療課程活動。

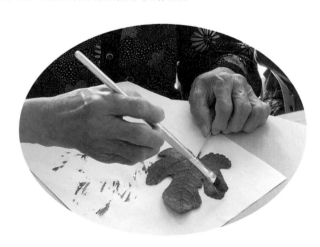

「園藝治療」在失智症照護上，可以做什麼？

　　當失智症到來的那刻起，失智家庭成員們就得開始面對新的未來。這個磨合期考驗著大家的生理、心理及家族團隊與彼此支援默契，除了依照醫囑的照護外，如何維持生活與情緒質量呢？

　　家人間，不再靠過去的情感記憶維繫關係，怎麼辦呢？……這許多疑問，是許多家屬與我分享過的情緒與無助。但實務上我看到的是，「遺忘」何嘗不是另一種幸福呢？人生有些事想忘，忘不了，卡著情緒變成一輩子的包袱。失智者的「遺忘」隨個人而異，也無從選擇；雖然記憶無法點線面串連，但有些過去的經驗、慣性沒遺忘，在活動中即會被引發出來，成為他們參與活動中的自信與成就感，這些情形常常出現在我帶領的團體中。

溫馨小故事

　　我在失智家屋的這堂課，當時的主題是「秋冬香草花園修剪管理」課程，我介紹了檸檬香茅的四季成長特性、使用方法，便開始進行示範修剪，原本阿嬤在我的左邊坐著，不知何時，她早就起身化身稱職助教，將我修剪下來、順手放在左邊的檸檬香茅葉，整理後並綁成束。

　　當我打算開始說明修剪下來的檸檬香茅葉該如何整理時，轉頭一看，剛剛凌亂的葉子們，成了一束束大小一致的檸檬香茅，哈哈！阿嬤助教早先一步完成我下一步的示範，我們相視而笑，並給阿嬤拍拍手。

阿嬤完成了這個階段作業，我沒拆開成束的檸檬香茅，而是直接請阿嬤教我們，她是如何綁的？如何決定一束的大小？我認為「拆開」的動作，會讓阿嬤感到做錯事或產生挫折感，所以我並沒有為了堅持既定課程步驟而「拆開」它，這是尊重與理解。

　　阿嬤條理分明地講述著，雖然最後她說：「韭菜就是要這樣整理。」大家給予滿堂的掌聲，我並未更正這是檸檬香茅。

　　為什麼阿嬤失智了，卻還記得她過去多年協助蔬菜盤商女婿事業，分包整理菜的記憶呢？因為今天活動中的點，啟動了阿嬤記憶中的某個區塊連結，所以她很熟練又自信地完成這個步驟。

　　這種可以隨心所欲、易如反掌的完成一件事，內心的自信與有用感油然而生，即是正能量的愉悅情緒，無論失智與否，不論年紀大小，人人都很喜歡這樣的美好感受，這就是透過園藝治療活動，達到非藥物處方的效益（「療效」並非一定指侵入或服用藥物的效益）。

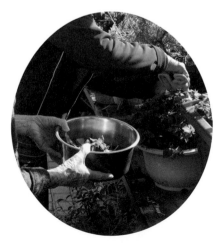
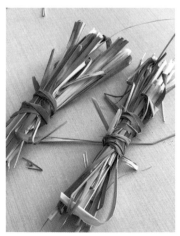

我們打從今天起重新認識彼此，繼續堆疊我們共同的回憶。

在身體面，仰賴醫療體系；在生活與心理面，各式輔助療法中，可能有適合您與家人的方式。或許家人不再記得許多共同點滴，但若生活的每一天都有快樂的因子產生，一樣是蓄積彼此共同的回憶。

被照顧者與照顧者皆需要良好的生活質量。生活中，快樂指數與生活質量成正比，彼此「當下」的合作或陪伴感受，即可成為單純而直接的情感基礎；患病後，仍可重啟新的情感連結。

「園藝治療」是非醫療的輔助療法選項，可以提供的活動教案包含五官七感體驗與覺醒、空間不限室內或戶外、活動的運動量強度可依個人狀況進行調整、一年中可以操作多元多樣化的主題，加上在活動中常常需「與人合作」或「協助他人」，自然而然增加了話題性。

當有一天必須道別時，這些陪伴歷程將是家人日後思念時的養分與能量，請用各種方式將它記錄下來。

我堅信，任何一種可以產生愉悅正向情緒的方式，都是被照顧者與照顧者間重要的健康養分。

「園藝治療」傳遞著大地之母的能量、包容與愛，
撫慰著每顆渴望被呵護的心。

就算失智了
還是想要快樂的度過每一天

　　進入失智後，居家（室內）的相處時間增加，建議在身體（體力及相關可及條件）允許的情況下，多接觸戶外大自然環境，讓身心經由五官七感獲得綠色療癒力。

> 　　在不宜外出的天氣，或身體狀況不允許時，請將綠意療癒引入室內，感受自然的療癒力。

　　您可以如何做？

1. 增加引入外部光源的空間利用：例如重新分配居家空間，讓光源引入的空間被多加利用。

2. 引入綠色療癒：舉凡室內盆栽、壓花壁飾、槌滾染拓居家裝飾……等活動（作品擺設），都是療癒又增加生活美感質量的園藝療癒方式。

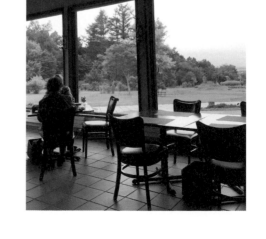

失智團體透過園藝治療活動的促進目標

從事園藝治療實務工作多年，每次接到邀請，我都會先認真思考自己可以透過「園藝治療」專業，提供病患、家屬、照顧者們什麼樣的服務？如何提升他們生理或心理的生活質量？

在失智團體，第一線接觸家屬、病患、照顧者、照服員、社工師、專案主管、機構管理者、病友團體及基金會後，我綜合了大家的需求，以及所觀察的需求目標，**我給「園藝治療」在失智團體教案設計（含帶領技巧）的建議，是「快樂參與、輕鬆學習」。**

失智症園藝治療的活動目標：

＊ 提升正向情緒，

＊ 透過活動提升意欲，

對「身體機能達到持續活化」的促進效益。

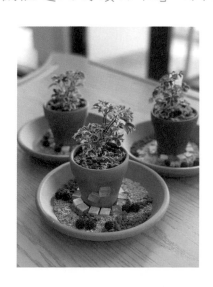

失智症團體家屋推動園藝治療實例

這是大家的另一個家
提供失智者家庭化及個別化服務的機構

全台目前有15家（2020/12止），提供24小時住宿的失智症者照顧服務，提供住民「自立訓練」、「餐飲服務」、「家屬諮詢」、「生活照顧」、「健康促進」，給失智症者一個安心的家。團體家屋分佈臺灣幾個縣市，隨著執行單位主客觀條件不同，有著不同的照護方式與空間。

在合作的失智症家屋，我們加入了園藝治療活動，並融入生活日常中，這裡的戶外空間擺放了課程盆栽，也栽種著課程所需的有機香草植物與季節蔬菜，一點一滴都是同仁與長輩一起合作的成果。

雖然長輩天天來澆水，不一定記得哪個是他們的作品，所以也就完全沒有分別心，個個都是寶。長輩們永遠不忘的是悉心照顧植物們，那個關愛的眼神、小心翼翼地給水、討論著夠大了要摘來吃，不然會太老（所謂的「討論」，實際上是各講各的，但氣氛融洽歡笑聲不斷）、這種菜我家都如何如何吃、這個中暑時候可以煮水來洗澡，我婆婆以前都這樣……。陽台花園空間，因為有植物的加入，成了大家活動聊天的好所在。

回想兩年多的日子，一個個畫面依然歷歷在目，雖然有些長輩不在了，但我們一起經歷春夏秋冬不同的主題，記憶依舊

美好。雖然家屬不在身邊，但我們可以幫他們記錄長輩的一顰一笑，分享給他們。同時，家屬還可能不定期收到長輩親手製作的禮物（能力較不可及的長輩則是負責「協助」，但也參與過程），雖然住在家屋中，但愛的連結不間斷。

因為許多主客觀因素，無法享有居家照顧的失智長輩被送到機構來，除了家庭照顧者獲得喘息，住民也可在機構中體驗生活的其他樣貌，這是大家共同的企盼。我們期望失智長輩在家屋中，不只是認知促進、生活維持而已，還要提升他們生活的質量，與生命的尊嚴。

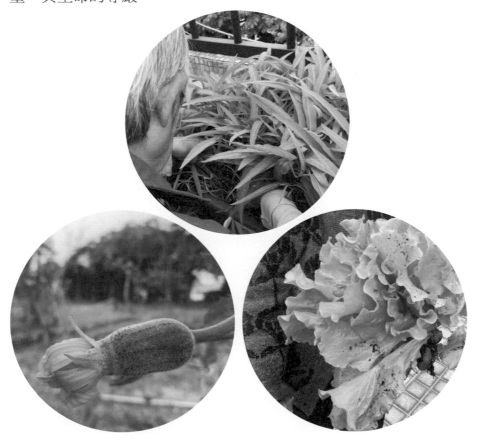

適合加齡團體的年度活動設計

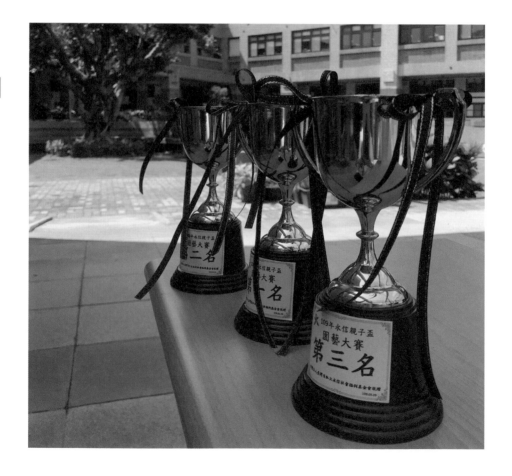

高齡親子盃盆栽大賽實例
永信盃親子園藝大賽

2020年，新冠肺炎疫情改變了所有人的生活與計畫，醫療照顧體系時刻處於忙碌、高壓的狀態。有家人在住宿型機構的家庭，因為家屬探視規定無法相見，心中滿是不捨與思念。

但身在台灣的我們還是幸運的，台灣好棒棒！持續零確診，5月起長照機構也陸續開放家屬探視規定，家人們終於又能再次擁抱、比鄰而坐、握著彼此的手，特別是住在失智家屋長輩的家庭，雖然可提供視訊，但科技的便利並不一定可以滿足所有的人，特別是失智長輩。

雖然2020年狀況如此艱鉅，我們一樣朝著「園藝療癒」為更多人帶來幸福與健康」的目標持續前進。母親節前夕，在符合法規與健康安全相關措施下，週六的下午舉辦了第一屆「永信盃親子園藝大賽」，圓滿開場，溫馨落幕，但親情療癒持續進行，這場前年就規劃的年度活動，在大家合作努力下完成。

活動地點選擇在家屋一樓的戶外花園，中庭花園裡有我們2018年起陸續增設的香草植物、春夏季的蔬菜，以及原本就綠油油的草地，搭配清水的特產「大風」，讓36度高溫的午後時光，如此的舒適又溫馨，真的要滿心感恩天公作美！

親子盃盆栽大賽活動設計

活動報名方式：

以長輩為組長，開放家屬報名組隊參賽，有夫妻組、媽媽 & 女兒、爸爸&兒子、阿嬤&孫子、阿嬤&孫女、阿公&孫女，還有家人在國外不克出席、由長輩和工作同仁組隊，目的就是希望每位家屋的長輩都能參與。

活動主題設計：

花器和盆栽部分，大家數量及種類都一樣，但鋪面材和裝飾品及玩偶採取神秘箱模式，隨機發放。

活動材料：

素燒盆組（一大一小）、泥炭土、鋪面石材、觀音蓮、山蘇、白網紋草、神秘包（裝飾品及玩偶）、獎盃、獎狀及選票（一組兩票），人人有獎。

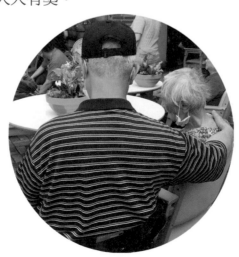

○哎阿嬤組

這組是孫子陪阿嬤一起組隊參賽，過程中，嬤孫有說有笑，平日的○哎阿嬤就是親切的長輩，今天全程更是堆滿笑容還夾雜笑聲，我們都感受到94歲的阿嬤看到孫子開心得像小女孩。

作品完成後的分享（搶票時間）：

孫子說：我看到這棵佛手蓮，覺得它像是大樹，所以種在盆中央。在我心中阿嬤就像是我們家族的大樹，庇蔭著我們子孫，大家都是在阿嬤的照顧下，安心成長並且現在也各有發展……。

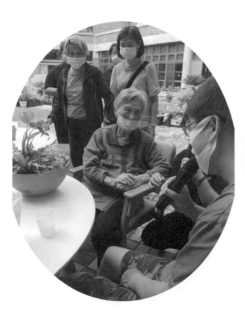

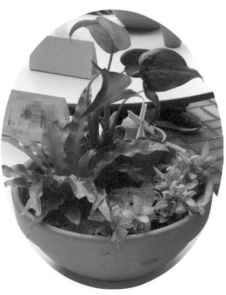

美○媽媽組：

這組是女兒來和媽媽組隊參賽。盆栽組合設計過程中，母女熱烈討論著，最後是媽媽主導整體配置，女兒負責執行組合作業，就這樣你一言我一語的合作無間。

作品完成後的分享（搶票時間）：

由媽媽負責來搶票，媽媽說：盆栽中的小沙彌，是守護全家的神明，讓一家人出入平安、風調雨順、事業發展、財源廣進……。（這就是母愛！失智後，哪怕遺忘了許多事，但媽媽對家人守護的心，沒有絲毫改變），搶票成功，獲得本次大賽第二名的好成績喔！

最後家屬座談時間，女兒說：「媽媽出現失智狀況時，我的日子頓時變得混亂，感謝永信設置失智家屋，讓我手足無措、疲於奔命的照顧生活，因為媽媽來到永信，得到最好的照顧，我終於可以安心，自己的生活終於回到軌道上並獲得喘息。」

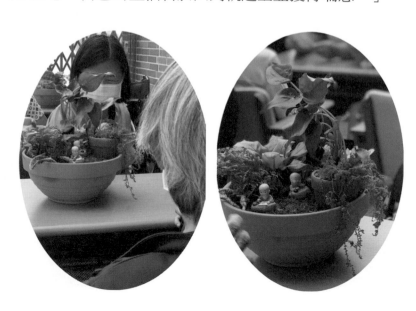

○○爸爸組：

　　這組是兒子來和爸爸組隊參賽。製作時，爸爸都是默默觀看著材料，之後兒子忙著搭配組合時，爸爸則是靜靜坐在一旁凝視著忙碌的兒子。在旁靜靜不語觀看，也是一種彼此陪伴。

作品完成後的分享（搶票時間）：

　　○○爸爸的兒子說：我以前沒有組合過盆栽，今天看到主辦單位準備這麼多茂盛、綠油油的的植物，還有素燒的花器，材料真的好豐富。老師說材料中唯一不同的是，裝飾品的神秘包，我拿到的是水龍頭和水桶，很巧，我的事業就是賣水龍頭（這也太巧了，大家都驚呼），所以組合在一起，並配置一棵兔腳蕨……這個作品我把它命名為「源遠流長」。這組獲得第一名的殊榮。

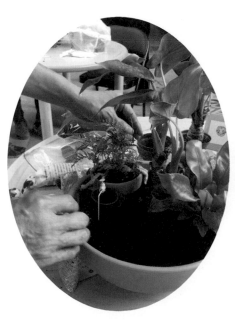
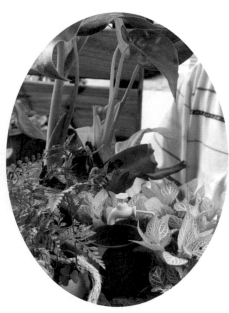

○○爸爸組：

　　這組是太太來和先生組隊參加。太太平時就常常來家屋陪伴先生，每當她在時，阿公心情都特別的穩定又開心，但當課程製作時，就說他不會（我們都覺得是因為太太在，所以撒嬌），推給太太做。今天狀況一樣，阿公坐在旁邊，時不時把玩一下材料遞給老婆，臉上滿是笑容，老婆在組合盆栽忙著，他凝視老婆的神情就是幸福。

作品完成後的分享（搶票時間）：

　　太太說：我也不太會種，隨性種一種……。我發現盆栽中的羊咩咩都隱身一半在水草裡，所以提問，這構思是？太太說：年輕時，夫妻一起在山上居住過一段時間，當時有養羊……剪草養羊很辛苦，所以我想把羊放在草堆裡，它自己吃省得剪……哈哈！我們都開懷大笑了。

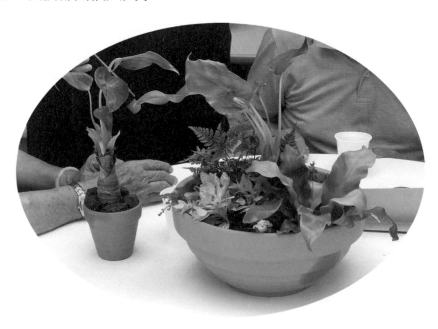

每一個盆栽都有自己的故事情境、敘說著心情，或每一個當下。各個都精彩、獨一無二，就像每一個人的人生都有專屬的歷程。

選票競賽，只是增加活動的刺激度，但最終是人人皆有獎。設計一人有兩張選票，是除了可以給自己一票外，可以因為聽見別人的分享，欣賞別人的作品投票肯定他人。「大賽」不是為了比較好與壞，而是一種趣味性，所以主持人需要清楚表達活動目標，而主持人的態度與用詞，也會影響大家對於活動的「趣味感」參與氛圍。

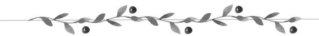

♥ 有多久沒和家人一起完成一件事？

♥ 嘗試與家人一起參與不一樣的體驗，共築回憶。

♥ 透過活動參與，讓心裡話說出來。

♥ 透過活動，機構與家人互相感謝、同理，彼此成了新組合的「一家人」。

♥ 在「分享」的過程，聽見別人的觀點（故事），自己也感染了正能量。

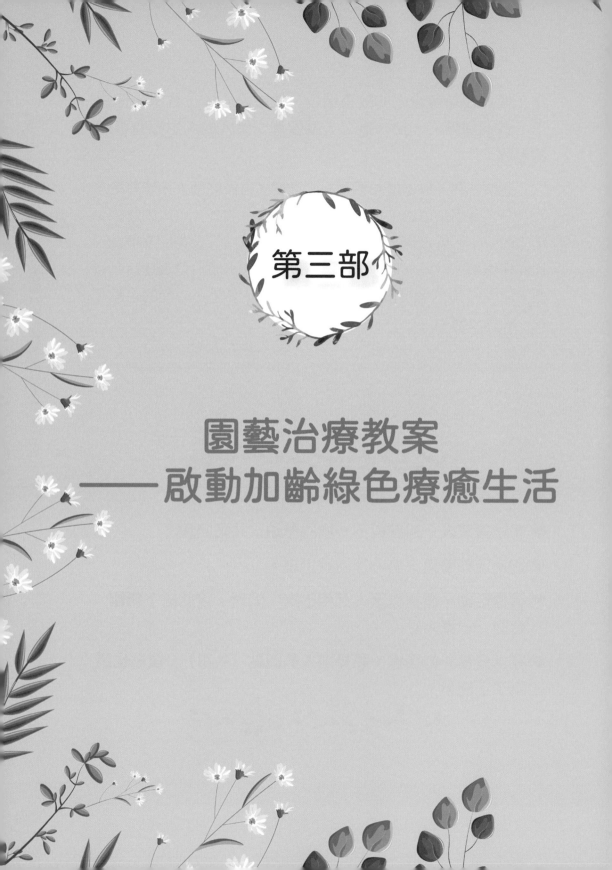

第三部

園藝治療教案
──啟動加齡綠色療癒生活

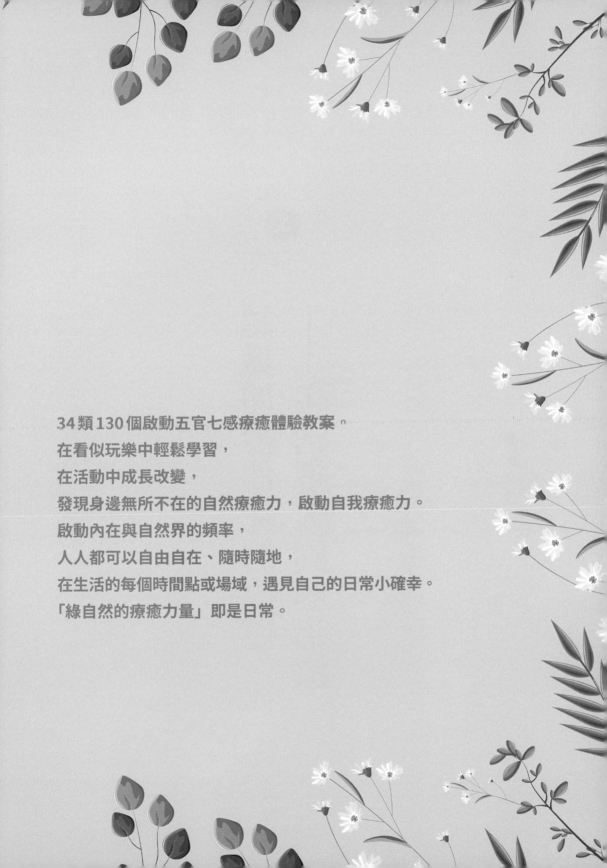

34類130個啟動五官七感療癒體驗教案。
在看似玩樂中輕鬆學習，
在活動中成長改變，
發現身邊無所不在的自然療癒力，啟動自我療癒力。
啟動內在與自然界的頻率，
人人都可以自由自在、隨時隨地，
在生活的每個時間點或場域，遇見自己的日常小確幸。
「綠自然的療癒力量」即是日常。

認識加齡伴隨的改變——生活導入園藝治療

讓高齡者動起來，好處多多

2010年日本西野憲史醫師提出：「讓高齡者『動起來』產生愉悅的因子，是一件重要的事，無論是身體的活動還是腦部的活動，都是有益且維持身體機能、延緩老化的方式。」

活動參與過程，是社交關係發展的第一步，而且園藝活動中的栽種歷程，舉凡發芽、開花、結果，都給人「生命的成長與期待」，以及「重新認識生命」的機會。植物成熟後的採收，除了滿足自己，還可以「分享成果」，滿足了辛勤栽種後的「成就感」，並活化「社交關係」。栽種者本身，在體驗栽種過程的除草、疏苗、扦插、澆水、修剪、採收時，自然而然能活化身體機能，也是愉悅的活動經驗，對於健康促進具有相乘的效果。

然而栽種歷程不全然是順利的，例如天災的氣候因素、人為因素、病蟲害等，都是植物成長歷程中不可預期的風險（挫折）。我們在陪伴植物的成長歷程中，接收植物的生命智慧，也學習面對生命的挫折，提升挫折忍耐度。綠栽培活動，的確可以提升我們的「內省智慧」，並學習面對與接納，美好或不美好的人事物。

針對「病蟲害管理」，我反對為了產量而使用任何藥物，如成長激素、農藥、化學肥，雖然我的園藝學養成教育中，書本教了我們許多提高產量的方法，但我通通拋棄並遺忘。我堅持大地友善的永續概念，無論是在自家花園或是授課時。在園藝治療推動中，我常被諮詢有關病蟲害管理技術，我的配方是「轉念」，

想想，昆蟲只需要一點點即可延展家族的生命歷程，我們少吃幾口成就另一個生命，又何妨呢？何必噴藥苦苦相逼，用藥處理了蟲害也傷了自己。我認為，植物管理和人的健康管理概念一致，都是預防重於治療，如何做呢？將植物栽種於符合成長條件的環境、保持通風良好的栽培密度、固定修整植物狀態、清洗樹葉枝幹的落塵，降低病菌附著等，都是栽培管理的撇步。讓大地的陽光、空氣、水滋養植物，維持生態平衡，才能先利他而後利己。我認為植物的栽培概念，和人的養生概念如出一轍。

植物隨時令節氣孕育成長的特性，可以提供人們「季節感知」，不僅加齡者需要季節時序的刺激（提醒），人人都需要季節感知的覺醒。在園藝活動的日常中，因為參與，提供了自己五官七感覺知與社交關係的活絡，甚至也可能增加經濟的收益。因此，園藝療法融入加齡生活中很具正向效益，陪著家中的加齡者，全家一起來，讓園藝療癒啟動健康生活模式，全家動起來吧！

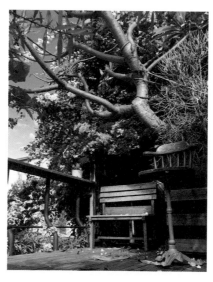

開展加齡園藝療癒活動前
先確認活動目標

　　「綠栽培」類，為了減低活動參與的挫折感，針對栽種植物的相關知識必須先準備好。例如植物栽培基本技術（播種、扦插、移植等）、植栽種類選擇（室內外屬性）、成長所需條件（陽光、空氣、水）、選擇土壤條件（酸鹼度、排水性）、植物的成長週期（一二年生、多年生草本、多年生木本、蔓性、匍匐）等。加齡者若因為欠缺基本的園藝知識，導致栽種失敗經驗頻繁，挫折感滿溢，將很難感受療癒的效益。若選擇「味覺」體驗的「綠飲食」，採取原食物烹調概念、簡化食物製程，透過善用天然調味料（天然香草、天然辛香料）入料，吃出天然的味，便可達成「健康飲食」為綠飲食的終極目標。「綠藝術」類，則是從自然中學習美學感，將素材加入個人創意後，作為生活環境美化擺設，提升生活空間美質，優化生活質量。「綠用品」，則是從生活所需物品發想，開展天然日用品或裝飾用品，遠離人工化學物質讓生活更天然。「綠遊戲」，舉凡自然中，可以進行的遊戲或活動，只要沒有安全疑慮的室內外空間，皆可進行。特別是找回兒時的手作童玩，自製童玩，更是隔代間一起同樂的來源。

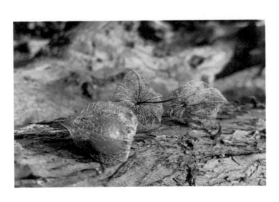

加齡者個別化評估項目表
參與園藝治療課程前的相關評估

（本評估表採半開放方式填寫，□處採勾選方式，可在後方文字補充說明。能力評估部分，以數字1-5分表示，數字越大表示能力越高，數字越小表示能力低下。若無此項能力，請直接填入「無」）

姓名：　　　　　　　性別：　　　　　年齡：

基礎問項

1. 語言表達能力：
2. 可使用語言習慣：
   □國語　　　□台語　　　□客語　　　□日語：
3. 抵達活動場地方式：
4. 活動期間有無固定同行陪伴者？
   □無
   □有（關係：　　　　　　　姓名：　　　　　　　）
5. 過去有無植物栽種相關經驗：
   □無
   □有（請說明經驗：　　　　　　　　　　　　　　）
6. 過去參與過的課程經驗：
   □無
   □有（課程名：　　　　　　　　　　　　　　　　）
7. 擁有手機與否？
   □有（接聽撥打：□可　　　□無法操作）
   使用手機拍照功能：□可　　　□無法操作

　　☐無手機

8. 使用Line能力：

　　☐可　　☐無法操作

9. 使用FB能力：

　　☐單純看分享文　　☐看分享文也會按讚或回覆，不po文

　　☐會po文也回應朋友　　☐只打卡不回應　　☐沒FB帳號

　　☐有帳號但沒在用，原因：

10. 行動力：

　　☐自己行動　☐借助輔具自己行動　☐借助輔助及他人陪同

　　（輔具類型：　☐助行器　☐輪椅　☐拐杖

　　☐其他：　　　　　　　　　　　　　　　　　　　　）

11. 個人特長優勢：

　　a. 領導特質佳

　　b. 有責任感，可交辦任務

　　c. 可一人獨自完成

　　d. 過去務農經驗：　　　　　　　（栽種類別：　　　　）

　　e. 過去喜歡拈花惹草：

　　　　最會種什麼？

　　　　最喜歡哪類植物？

　　f. 其他

12. 個人過去專長：

13. 興趣：

　　☐目前持續，請列舉：

　　☐已經沒持續，原因：

14. 很想做的事：

15. 其他：

待開發潛能：

身體機能相關問項

1. 手指部活動協調動作：

2. 精細動作能力：

3. 認知功能：

4. 下肢肌耐力：單側雙側

    a. 站力持久性：

    b. 步行能力：

5. 彎腰動作：

6. 上肢肌耐力：□單手　　　□雙手

    a. 手部抓握力：□左手　　　□右手

    b. 提物負重力：□左手　　　□右手

7. 手指間的靈活度：

8. 專注力　　　　　　　　　　專注時間約多長？

9. 社交關係能力：

    a. 團體中友伴活絡度：

    b. 喜歡熱心助人：

    c. 習慣使喚他人：

    d. 與人分享事物：

    e. 學習活動中，習得新知後，主動協助他人：

    f. 正向性格指數：

10. 新知學習動力：

11. 團體中的好朋友群（姓名）：

    團體中關係不佳對象（姓名）：

12. 喜愛的陪伴者（或照顧者）：

園藝相關活動能力評估項目

1. 戶外活動持續力：
2. 植栽脫盆：
3. 澆水作業：
   a. 花灑式澆水壺
   b. 噴水器
   c. 水管式
4. 拔（除）草作業能力：
5. 剔除黃葉（病害葉）作業能力：
6. 修剪花木作業能力：
7. 盆栽組合作業能力：□有設計能力
8. 欣賞植物的興趣度：
9. 料理類相關能力：
   a. 使用刀子能力：□水果刀　　□菜刀
   b. 使用剪刀能力：□文具剪刀　　□花剪刀
   c. 撿菜
   d. 清洗
   e. 炒鍋攪拌
   f. 蔬果類去皮
   g. 剝蒜
   h. 完全自理一道料理，自發想煮的料理即可上手
10. 採收：
    □採收決策能力　　□配合說明原則執行採收　　□隨性
11. 創意類主題參與意願度：
12. 活動後，環境整理及工具歸類能力：

如果您是園藝治療師

園藝治療師是一份引領他人一起進入自然療癒領域的工作，因此，在進行任何一類對象的園藝治療課程規劃前，必須先理解「園藝治療」的整體樣貌，它不僅是「農業教育」，也是「飲食教育」、「健康教育」、「環境教育」、「美學教育」、「生命教育」、「科學教育」、「運動教育」、「品格教育」、「人際教育」、「遊憩休閒教育」、「健康生活習慣養成教育」、文化傳承與懷舊療癒。**在看似玩樂中輕鬆學習，在活動中成長改變，發現身邊無所不在的自然療癒力，啟動自我療癒力。**

「綠自然的療癒力量」是日常

我認為園藝治療師，不該將「園藝治療」視為服務對象的長期處方箋，而是參與者透過園藝治療師啟蒙引導後，各自啟動內在與自然界的頻率，在一系列內涵底蘊的專業課程中，逐漸內化成個人內在的感知與生活習慣。經由內化後的產出，**人人都可以自由自在、隨時隨地，在生活的每個時間點或場域遇見自己的日常小確幸。讓親近自然成為日常的生活型態吧，讓遇見「綠自然的療癒力量」成為日常，**而不再是課程，也不再是療程，當然更不是處方。

在執行園藝治療活動前，須向主辦單位提出相關資訊需求，如加齡者的相關身體機能、心理環境介紹與分析、可使用的場地空間等，作為園藝治療師在規劃教案前的重要參考資料，有益於建立量身打造的園藝活動規劃。

啟動五官七感
——園藝治療導入
生活體驗教案

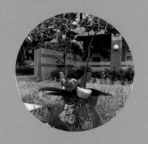
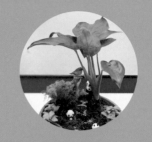

綠栽培

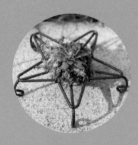
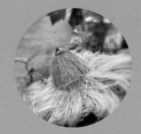
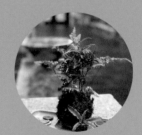

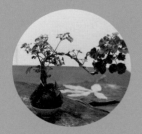
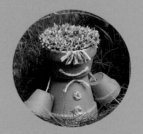

加齡生活介入園藝治療的健康促進效益

以綠栽培活動為例

1. 日光浴、維他命D的生成、覺醒、睡眠時序調節。
2. 創造運動的機會。
3. 走出戶外有助於壓力減緩。
4. 時間感知（季節感知）。
5. 提供參與者對話的機會。
6. 提升上下肢肌耐力。
7. 認知能力提升。
8. 獲得植物成長的生命喜悅與採收樂趣。

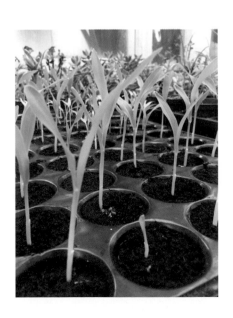

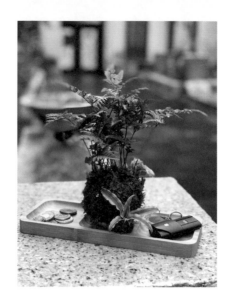

日式苔球

日 本 文 人 雅 士 的 消 遣

❋ 苔球是什麼？

　　「苔球」是源自日本明治時代的田園樂手法，流傳至今，依舊是風雅的植物樂。隨著時代素材不同、國情及環境資源不同，發展出許多趣味橫生的玩法。

❋ 園藝治療的連結

　　透過不同水草與苔蘚觸覺刺激，並用雙手協調或協同合作，進行「包裹」與「纏繞」的手法，即可固定並形塑出球狀（或依個人喜好與設計需求，形塑各種可能造型）。

　　這類教案作品設計，使用了生活中日常的手部動作，有助於手

指間與手腕活化，以及生活自理能力的提升，是其園藝治療活動目標。成品融入生活中，等於作者日日皆有「展演」舞台，可激發自我覺察的成就感與滿足感。一旦日後照顧植物成了天天醒來的習慣工作，一種被需要的感覺與責任，也會成為有用感的來源。

　　這是不分年齡、性別、季節、有無障礙，皆可體驗的「綠栽培藝術類」療癒教案。

材料

1. 竹製盤器＋心型小瓷盆 ⋯⋯⋯⋯⋯⋯⋯⋯⋯⋯ 1組
2. 兔腳蕨 ⋯⋯⋯⋯⋯⋯⋯⋯⋯⋯⋯⋯⋯⋯⋯⋯⋯⋯ 1盆
3. 絨葉鳳梨 ⋯⋯⋯⋯⋯⋯⋯⋯⋯⋯⋯⋯⋯⋯⋯⋯ 1株
3. 新鮮苔蘚 ⋯⋯⋯⋯⋯⋯⋯⋯⋯⋯⋯⋯⋯⋯⋯⋯ 1份
4. 乾燥水草（增加內包裹介質）⋯⋯⋯⋯⋯⋯⋯ 少許
5. 綿線

✿ 植物種類的選擇

　　建議初期先選擇「微光源室內觀葉植物」，耐陰性較強，可以擺放室內有自然光源灑入的地方，以「引入綠意」進室內空間的植物為優先。

　　「兔腳蕨」：耐陰性較強，可以擺放室內有自然光源灑入的地方，或戶外間接光源遮陽處（大樹下），性喜高溼度，所以除了土壤給水外，葉片持續噴水多次無妨。

❋ 日後照顧方式

因為照顧環境不同，同品種盆栽給水頻率不一。

澆水方式：

採基部土球給水方式，每次浸泡約10-15分鐘，透過「毛細現象」讓土球吸飽水分，以達到「充分澆水」狀態。（手持即可感受乾燥時的輕盈，或保水時的沉重感）除了土壤給水外，夏季冷房及乾燥環境，葉片需持續噴水（多肉植物類除外，可選用小型掌上型噴水器），持續噴水有助於手指間及手腕部活動促進，其蕨類屬性、喜好溼度，一日三次亦可，但凡事不宜過量為原則。

BOX

＊ 水草的選擇，以具有吸水保水力的款式為優選，例如蘭花用的吸水水草、新鮮苔蘚類等。至於進口的馴鹿苔蘚（moss）保水力不佳且單價過高，染色的綠水草，酥脆不保水，較不建議使用。

＊ 毛線或麻繩，考量台灣夏季較長，氣候高溫多溼，可能較會導致線材發霉或發臭等疑慮，較不建議使用。

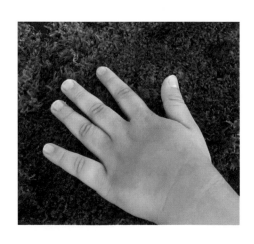

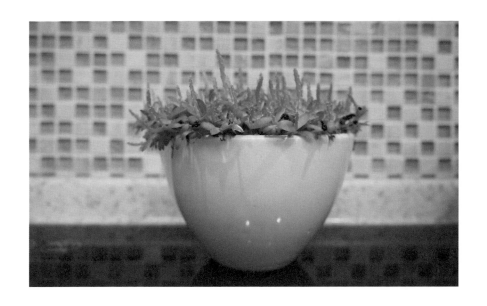

 # 火龍果種子森林盆栽

投 注 生 命 關 注 與 期 待

✿ 為何選擇火龍果？

　　洗火龍果果實的過程，需要費一些力氣與耐心，用了揉捏及搓揉的動作，除手部運動外，對於觸覺的刺激也有助益，因為其中也有一些破壞性，也是一種情緒的出口。還有需讓果肉與種子完全分離，清洗過程更是耐心與專注力的訓練。

　　何時適合這個主題呢？當季最適合，發芽力最高，價格最便宜。如果家中有忘記食用的火龍果，去除發霉（潰爛處），剩下的果肉一樣可以洗一洗，洗出種子享受盆栽樂喔！這也是廚房零元經濟的一種展現。

✤ 園藝治療的連結

透過植物的有性繁殖、無性繁殖法，看見生命的延續。例如播種、阡插、空中壓條、嫁接等方法，延續植物生命的方式，在生產者角度是經濟考量。在園藝治療上，透過「生命照顧生命、生命呼應生命」的方式，看見延續生命的不同型態，發現生命的韌性，在陪伴呵護植物的成長過程中，體驗生命的成長與期待，並藉此獲得生命的感動。

在陪伴植物長大的過程，體驗「生命的成長與期待」，同時也體悟「生命好似一場場的接力賽」，生命其實是延續而非死亡。

材料

1. 新鮮火龍果 ⋯⋯⋯⋯⋯⋯⋯⋯⋯⋯⋯⋯⋯ 1顆
2. 盆器 ⋯⋯⋯⋯⋯⋯⋯⋯⋯⋯⋯⋯⋯⋯⋯⋯ 1式
3. 泥炭土 ⋯⋯⋯⋯⋯⋯⋯⋯⋯⋯⋯⋯⋯⋯ 1式
4. 糖果襪

工具

1. 水盆
2. 白色碗公
3. 抹布
4. 砧板
5. 刀子
6. 噴水器
7. 平口鐵湯匙

────── BOX ──────

＊ 請選擇火龍果盛產、價格便宜的季節來執行這個教案，水果攤上，外表不美的也無妨喔！

＊ 洗種子的工具，依對象精細動作能力不同安排工具，糖果襪適合對象較多。細網漏杓也可，但小心磨傷手指或磨破種子皮，傷及發芽點。

＊ 建議使用白肉火龍果為佳，因紅肉火龍果在清洗過程會染紅手部（多次清洗後會自然脫落）。

✿ 日後照顧方式

發芽期

1. 放置有光源的地方（高溫處發芽較快）。
2. 保持土壤溼潤，但不可以浸泡水中。
3. 若子葉長成對稱攤平狀，即完成發芽期歷程。

成長期

　　成長期的火龍果，進入多肉人生，所以需要減少水量，依照多肉植物特性照顧。

　　若放置於光線充足環境，會成長快速，很快長成第二階段的毛茸茸型態。反之，希望維持橢圓子葉時期久一點，則適合放置於微光源處。

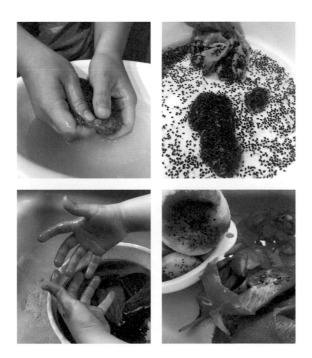

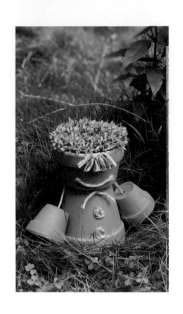

 # 我的淘氣娃娃

盆 器 玩 樂 趣

　　清理出手邊各式器皿、盤器等，體驗一下玩積木般的樂趣。創意無限、趣味無窮喔！

❋ 園藝治療的連結

　　盆器娃娃的組合，考驗著個人創意，每個作品都是獨一無二的。玩偶狀的作品、有人陪伴的感覺，對於獨居或外地學子，可增添身邊有伴的安定感。是否製作臉部五官，依照個人喜好決定。

* 請選擇火龍果盛產、價格便宜的季節來執行這個教案。水果攤上,外表不美的也無妨喔!
* 洗種子的工具,依對象精細動作能力不同,安排工具,糖果襪適合對象較多。細網漏杓也可,但小心磨傷手指或磨破種子皮,傷及發芽點。
* 建議使用白肉火龍果為佳,因紅肉火龍果在清洗過程會染紅手部(多次清洗後會自然脫落)。

材料

1. 新鮮火龍果 ················· 1顆
2. 素燒盆器 ················· 1組
3. 泥炭土 ················· 1式
4. 糖果襪
5. 保麗龍膠
6. 天然色麻繩
7. 排水孔網子

工具

1. 水盆
2. 白色碗公
3. 抹布
4. 砧板
5. 刀子
6. 噴水器
7. 平口鐵湯匙

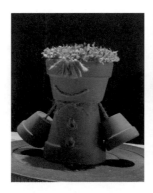
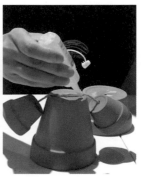

❀ 製作方法

步驟一、用麻繩量好娃娃兩隻手的長度，將麻繩兩端穿入小素燒盆，並分別在素燒盆內綁結固定，備用。

步驟二、代表身體的素燒花器倒扣，步驟一的素燒盆手，擺放於盆器上方，再將發芽好的火龍果盆栽，用保麗龍膠黏著固定於身體素燒花器，即完成。

❀ 日後照顧方式

發芽期

1. 放置於有光源的地方（高溫地方發芽較快）。
2. 保持土壤溼潤，但不可以浸泡水中。
3. 若子葉長成對稱攤平狀，即完成發芽期歷程。

成長期

　　成長期的火龍果，進入多肉人生，所以需要減少水量，依照多肉植物特性照顧。

　　若放置於光線充足環境，會成長快速，很快長成第二階段的毛茸茸型態。反之，希望維持橢圓子葉時期久一點，則適合放置於微光源處。

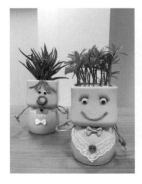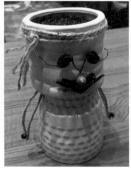

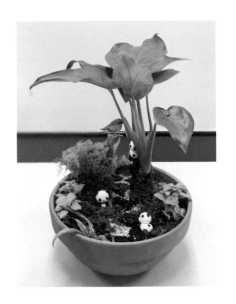

 # 打造我的療癒花園

沒 有 花 園 空 間 如 何 擁 有 花 園 ？

✿ 桌上花園

　　就算沒有露地或陽台，也不能因此放棄與綠意相會的生活日常，所以來盆桌上花園吧！尺度大小隨空間搭配，移動方便，可將綠意引入室內空間，讓家居或工作場域更療癒。

✿ 園藝治療的連結

　　將綠意引入室內，讓植物更親近我們的居家生活空間。從照顧一盆植物開始，學會關心、體察需求、照顧生命、與生命對話，並感受被需要的有用感。天天的關心或定期的給水、修剪黃葉、發現新枝芽開展，都可為生活帶來驚喜，也是認知的刺激與學習。不同的澆水工具，也可成為手部機能活化的輔具。

盆栽組合設計採用「花園景觀設計」的方式，作品可以「縮景」的手法，展現出高低錯落層次、主副空間的表現，搭以不同鋪面材，增加土表的變化，加上玩偶故事主角、靈魂人物的搭配，這個作品將可引發很多的話題，增加人與人之間的互動題材，增添生活的趣味及美質提升。

材料

1. 素燒盆（22×12.5cm）⋯⋯⋯⋯⋯⋯⋯⋯ 1個
2. 佛手芋（3吋盆）⋯⋯⋯⋯⋯⋯⋯⋯⋯⋯ 1盆
3. 密葉波斯頓蕨（3吋盆）⋯⋯⋯⋯⋯⋯⋯⋯ 1盆
4. 白網紋草（3吋盆）⋯⋯⋯⋯⋯⋯⋯⋯⋯ 1/2盆
5. 絨葉鳳梨 ⋯⋯⋯⋯⋯⋯⋯⋯⋯⋯⋯⋯⋯ 1個子株
6. 新鮮苔蘚（鋪面材）⋯⋯⋯⋯⋯⋯⋯⋯⋯ 1/10份
7. 泥炭土 ⋯⋯⋯⋯⋯⋯⋯⋯⋯⋯⋯⋯⋯⋯ 1份
8. 貝殼砂（鋪面材）⋯⋯⋯⋯⋯⋯⋯⋯⋯⋯ 1份
9. 樹皮片（鋪面材）⋯⋯⋯⋯⋯⋯⋯⋯⋯⋯ 1份

BOX
---

* 「素燒盆」被稱為會呼吸的花器，因為盆子未上釉色，保留了陶土的毛細孔，透氣性較佳。它會吸收水分，因此有保溼的功效，所以是否該澆水了，除了觸碰表面土壤外，觀察素燒盆狀態也是一大特色，保水與否，可觀察盆器顏色，顏色偏白是不保水狀態，或是直接觸摸花器，體感溼度狀態亦可。

* 素燒盆會隨著使用的時間，漸漸釋放鹽分，花器外觀出現白色的痕跡，若溼度夠的環境也可能附著青苔，是一款可以感受栽培歲月的花器。如果不喜歡，經常擦拭即可減少鹽分及青苔附著。

10. 公仔 ⋯⋯⋯⋯⋯⋯⋯⋯⋯⋯⋯⋯⋯⋯⋯⋯⋯⋯⋯ 1組
11. 排水口紗網 ⋯⋯⋯⋯⋯⋯⋯⋯⋯⋯⋯⋯⋯⋯⋯⋯ 1片

工具

1. 剪刀
2. 自製寶特瓶罐挖土器

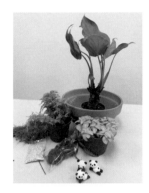

✿ 日後照顧方式

　　「微光源室內觀葉植物」耐陰性較強，可以暫時擺放室內，擺放「通風良好」、「有自然光源灑入」的室內空間，或戶外遮陽處（大樹下微光源處）。

給水的頻率：若夏季冷房或乾燥環境，葉片持續噴水多次無妨（用手上型噴水器，持續噴水有助於手腕部活動促進），隨個別照顧環境不同，同種盆栽給水頻率不一。

給水方式：採基部給水方式，將作品放置水盆中浸泡10-15分鐘，透過「毛細現象」讓土團吸飽水分，以達到「充分澆水」狀態，待水分滴淨後，歸回原擺設位置。

光源需求：平日擺放在室內通風、有自然光灑落處，2-3週才需移至戶外間接光源（微光源）處約3-5小時，補充光源需求。若平日擺放空間光線不足，則每週一次移至戶外間接光源（微光源）處約3-5小時。不可直接移至戶外高溫、陽光直射處，會導致植物「日燒」，葉片邊框呈現咖啡色或全葉乾黃。

✿ 植物介紹：

密葉波斯頓蕨：耐陰性較強，可以擺放室內有自然光源灑入的地方，性喜高溼度，所以除了土壤給水外，葉片持續噴水多次無妨。

佛手芋（蓮）：室內微光源環境適合品系之一，也是照顧上較具成就感的一類，喜溼度環境（但土壤基部不可積水），若土壤水分及空氣中溼度高，葉片末端會有水滴出現，所以又稱滴水觀音。

白網紋草：討喜的小型室內觀葉植物之一，盆栽組合設計中，可作為底部層次植栽，質感好、明度高，同時也是「水分」需求的指標植物，若土壤缺水，會呈現「下垂萎凋狀」警示，只要立即進行基部土壤給水，及葉片噴水處理，會再恢復。

絨葉鳳梨：屬於多肉植物類，在室內栽培時間過長或光源條件低的戶外空間，會慢慢褪去粉彩色部分，若再移至光線充足的環境栽培，則會恢復粉彩色，屬於「光線」的指標植物，提醒主人該帶我們去晾晾間接陽光了。在照顧上，忌從中心給水，容易導致葉柄處積水腐爛，針對基部土團給水即可。

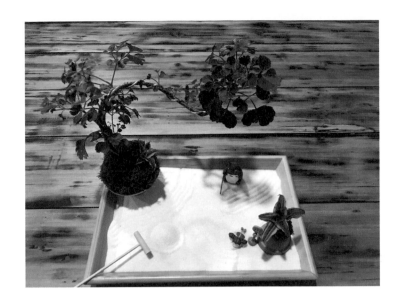

冥想花園枯山水

日本枯山水的寧靜

✿ 何謂枯山水？

　　「枯山水」是日本很具代表性的景觀形式，讓觀賞者帶來心靈的寧靜。枯山水在禪寺中，是日本僧侶用於冥想的輔助工具，因此幾乎不使用開花植物，以平實而沉穩的元素作為景觀的素材，給人寧靜的心靈感受。事實上，枯山水並沒有水體景觀，主要是以疊放有致的石組，搭配細砂（或碎石）鋪地，形塑出水體的縮景微式園林景觀，除此之外，也有搭配苔蘚、草坪或其他自然元素。其中的「水」通常由砂石表現，而「山」、「島嶼」通常用景石表現。在沙上勾勒的紋路是表現水的流動紋理。

　　從日本的景觀史中可了解枯山水時代的脈絡。日本平安時代末

期，在世界第一部園林書籍《作庭記》中，首次記錄了枯山水。直至鎌倉末期奠定枯山水形式，它相應於禪宗思想，以追求自然意義和佛教意義的寫意園林。

　　枯山水是日本式園林之一，亦是日本畫的一種形式。室町時代、桃山時代以及江戶時代的庭園中，常見枯山水的配置。

─────── BOX ───────

* 水草的選擇，以具有吸水保水力的款式為優選，例如蘭花用的吸水水草、苔蘚類等。至於進口的馴鹿苔蘚單價過高，染色的綠水草，酥脆不保水，較不建議使用。
* 毛線或麻繩，考量台灣夏季較長，高溫多溼，較會發霉，不用為宜。

✽ 園藝治療的連結

　　枯山水的桌上庭園，小巧、移動方便，植栽量少，大大減低照顧植物的壓力，就算主盆栽帶到戶外接受陽光時，單純的砂一樣是座藝術品，特別是可隨心情更換細砂紋理，是極為療癒的時光，很紓壓，這種寧靜很適合一家人各個年齡層一起玩樂。

材料

1. 竹製淺盤＋茶杯 ·················· 1組
2. 瀑布型琴葉福祿桐 ·········· 1盆
3. 新鮮苔蘚 ·························· 1份
4. 雪白色細流砂 ·················· 1包

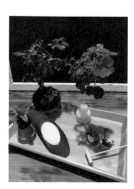

5. 綿線 1份
6. 公仔 1個

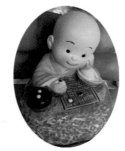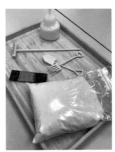

工具
1. 木砂耙 1支
2. 剪刀 3把
3. 小型砂罐 1個

✽ 日後照顧方式

　　「微光源室內觀葉植物」耐陰性較強，可以擺放室內有自然光源灑入的地方，或戶外間接光源遮陽處（例如大樹下微光源處），所以除了土壤給水外，夏季冷房及乾燥環境，葉片持續噴水多次無妨（用手上型噴水器），持續噴水有助於手腕部活動促進（因為照顧環境不同，同種盆栽給水頻率不一）。

　　建議基部土球給水方式，以浸泡10分鐘方式，透過「毛細現象」讓土球吸飽水分，以達到「充分澆水」狀態。
「福祿桐」類：堪輿學上素有淨化磁場功能的知名樹種，是室內微光源環境適合品系之一，喜歡土壤乾燥後澆水，因此不宜讓土球一直處於含水狀態。是照顧上較具成就感的一類，可採莖部扦插繁殖。

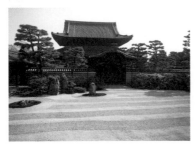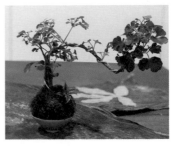

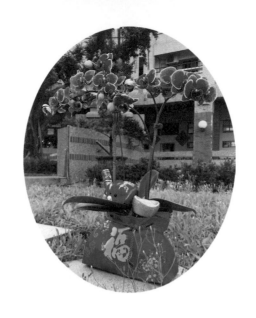

過年蘭花福袋設計

原 來 我 是 美 學 王

❀ 我是花藝家

當您看到一盆蘭花組合時，是否覺得這是專家才會的作品呢？其實經過設計，沒有經驗的長者也可以親自完成一盆充滿喜氣的蘭花設計。

過往經驗，一看到蘭花材料抵達現場，大家就歡聲雷動的讚美：「花真水」，完成作品當下更是成就感滿溢，因為作品美如商業銷售精品。

❀ 園藝治療的連結

為家裡裝點綠意花卉，一直是讓人感到幸福的事，但因為沒有

學習經驗（或沒空），通常會借專家之手完成這些事。如今有閒暇時光了，不妨自己動手試試看，真的非常有趣，又可領略隨心所欲的優雅喔！

帶領長輩的課程中，我會發溼紙巾，讓他們一片片擦拭蘭花的葉片，用愛呵護蘭花。撕下過期雜誌，揉捏成團的過程，是平日不被允許的事，但卻具有情緒出口的體驗，當作品隨著一個個步驟，透過腦部決策，持續進行後，一盆賞心悅目，喜氣洋洋的蘭花福袋作品完成了，大家臉上掛滿得意的笑容，這是非藥物的正向心理療癒狀態，也是園藝治療迷人所在。

後續，透過他人的讚美，長輩們天天都在持續這份美好。

BOX

體驗日常所見的藝術類作品，是很具有成就感的療癒課程，所以園藝治療師要如何透過設計簡化作品流程、資材的運用，達到「治療」的健康促進目標，而不是只考慮作品美質與否？需要兩者兼具。

＊只考慮作品美質，可及能力有限時，會導致挫折感，或都是他人代勞，也失去活動意義。

＊只考慮治療目標，無法啟動參與者的活動意欲，就無法達到參與活化的意義。

因此一個成功的園藝治療教案，是多面向的整合。

材料

1. 雙梗蝴蝶蘭 ························ 1盆
2. 刺繡紅色福袋 ···················· 1個
3. 透明玻璃紙 ······················ 1張
4. 溼紙巾 ·························· 數張
5. 過期雜誌 ························ 數張
6. 年節飾品 ························ 1份
7. 竹籤（固定鞭炮用）
8. 透明膠袋（含膠帶台）

工具

1. 剪刀1把

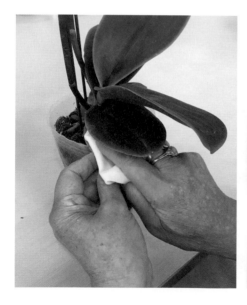

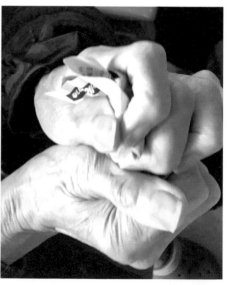

製作說明

步驟一、用玻璃紙包裹蘭花底部,以透明膠帶固定,並澆好水,備
　　　　用。

步驟二、用溼紙巾,將蘭花葉一片片擦拭乾淨。

步驟三、把過期雜誌一張張揉捏成團,備用。將蘭花放進福袋中,
　　　　左右塞入紙團固定,塞成元寶福袋狀即可。

步驟四、束好福袋上的中國結繩,自由擺放飾品,作品即完成。

✽ 日後照顧

　　成品完成後,擺放室內微光源、通風良好的空間,一週澆一次
水,大約1/2杯洗米杯的量,隨環境條件不同,水量稍有不同。

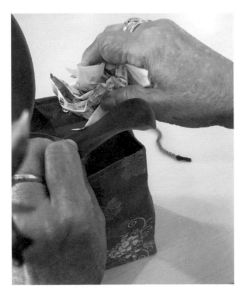

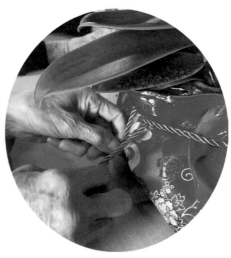

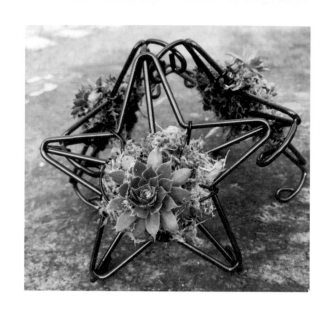

隔熱桌墊變身多肉之星

無 須 自 我 設 限， 創 意 無 限

❀ 創意無限，勇敢嘗試

花器？一定要是栽種盆栽專用的款式嗎？

重新定義「花器」與「植物」的關係，只要適合植物成長的屬性，想得到的都可以，但請依照其屬性變更基部介質材料。

❀ 園藝治療的連結

家中許多用不到的器皿或物件，通通收集起來，好好的動動金頭腦，肯定會有驚喜不斷的作品，持續產出喔！

多肉植物家族，是帶領我們「走在陽光裡」的夥伴，所以必須提供戶外自然光直射的空間，讓它快樂成長喔！我們也因為要照顧它，和它一起走在陽光裡，增加D3、血清素的生成，植物真的是人類的好朋友。

BOX

多肉植物家族，無論是「仙人掌類」還是「多肉植物類」，都是喜愛陽光的成員，必須栽培在戶外有有自然光源、陽光充足處，偶爾拿進室內裝飾一下無妨，但不能長期放置室內。

材料

1. 觀音蓮座多肉植物 ………… 1株
2. 星型鐵製隔熱桌墊 ………… 1個
3. 乾燥水草 ……………… 1份
4. 咖啡色鋁線 ………………… 1段

工具

1. 尖嘴鉗
2. 泡水臉盆

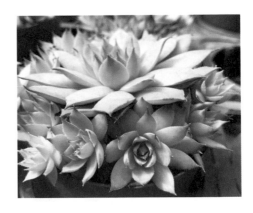

✿ 製作說明

步驟一、將乾燥水草泡水後，擰去水分（不滴水狀態即可）備用。

步驟二、運用日式苔球的技巧，移植（或分株）出符合花器尺寸的觀音蓮座，基部包裹水草後，擺設於星型鐵製隔熱桌墊中心處，以咖啡色鋁線纏繞固定，即可完成。

❀ 日後照顧

　　成品完成後，擺放於有直射陽光的開放空間處，水草乾燥後浸泡水盆中10-15分鐘，待水草吸飽水後，即可。浸泡水時，不可泡到多肉植物，否則會有潰爛之虞。

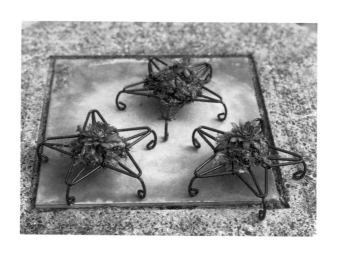

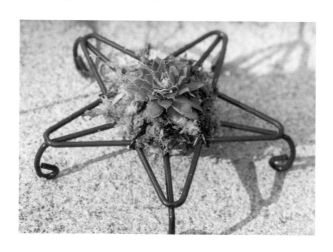

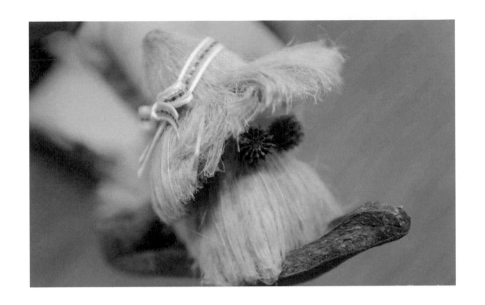

哈利波特種子帽

天 生 我 材 必 有 用

❀ 檳榔承擔時代的共業 —— 何其無辜

　　檳榔是原住民生活中重要的經濟植物之一，除了葉鞘可以作為主食的器皿，也是敬神、婚禮使用的貢禮之一。如果不是人類過度的種植，砍伐了森林或山坡地的原生植栽，如果不是人類過度的食用並添加他項物質，它怎麼會被扣上「破壞水土保持的樹種」、「致癌種子」呢？

　　天生我材必有用，讓我們一起看見檳榔不一樣的可愛吧！

―――――― BOX ――――――

需撿拾成熟落地、並已經纖維化乾燥的果實，非新鮮的果實。

✿ 園藝治療的連結

　　台灣各地都有檳榔的蹤跡，這是台灣在地景觀的樣貌之一。如何重新觀察並發掘它的可愛有趣之處呢？從野地探尋它的身影開始吧！

　　它也是野地的零元經濟，我們不是要大家繼續種植檳榔，而是要讓它化身為藝術。

　　為了尋找它，我們得出去田間調查。也可以理理過去的記憶，我們在哪裡見過它？撿拾的過程也是大腦啟動決策的時刻，以及下肢肌耐力的提升。製作過程中，手指間的活化、觸覺刺激、情緒的出口，以及出走戶外，也能提升我們對生活周邊的環境知覺。

　　是有多好玩呢？小時候玩過的就知道。

　　沒玩過？那就出門走走、找找吧！這是個可以帶著孫子去體驗的自然遊戲喔！

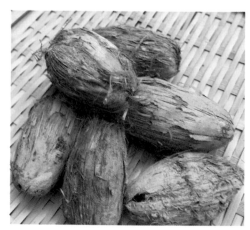

材料
1. 撿拾的成熟檳榔果實

工具
1. 雙手
2. 剪刀

✿ 製作說明

步驟一、徒手剝去最外層果皮,從圓鈍頭處慢慢疏理開來,整型成斗笠狀(剝錯方向就不成斗笠狀,會變成什麼?試試便知道)。

步驟二、若要栽培成種子盆栽,需要在斗笠下方,用剪刀協助破裂種子圓形外硬殼,全斗笠泡水12小時後,改基部給水方式(每天更換水),等待發芽。

但種子發芽率非100%,看看手氣囉!

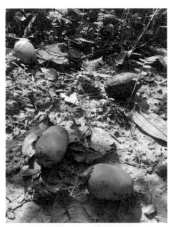

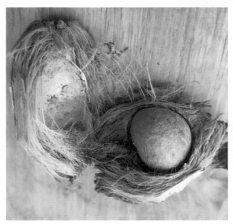

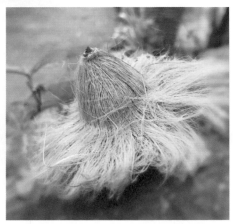

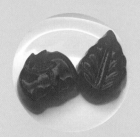

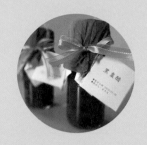

綠飲食

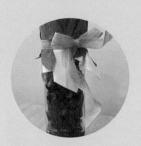

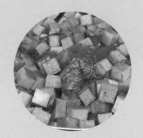

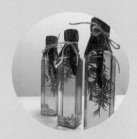

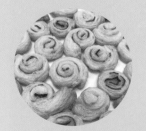

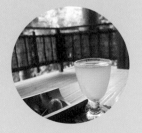

加齡生活介入園藝治療的健康促進效益

以綠飲食為例

1. 味覺的刺激與覺醒。
2. 嗅覺刺激。
3. 觸覺刺激。
4. 視覺刺激。
5. 維持或活化生活的自理能力。
6. 獲得栽培植物的喜悅、鼓舞與採收樂趣。
7. 對於綠栽培產生興趣。
8. 提升活動意欲。
9. 專注力提升。
10. 手眼協調訓練。
11. 提升上下肢肌耐力。
12. 認知能力提升。
13. 獲得正確健康飲食概念。
14. 季節感知。
15. 創造社交活化及活動機會。

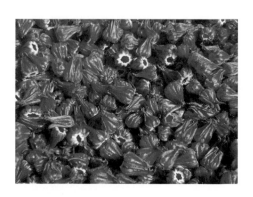

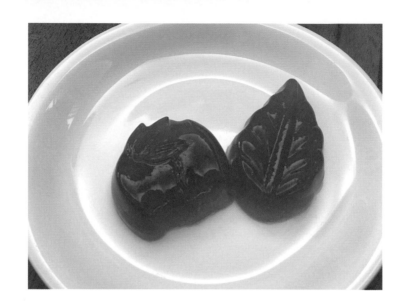

香蘭健康蒟蒻凍

夏 季 消 暑 腸 胃 好 輕 鬆

✿ 蒟蒻是什麼？

日本人稱「蒟蒻」，植物名稱為魔芋（全世界最臭的花）。

蒟蒻的營價值：聚葡甘露醣、水分、粗纖維、蛋白質、鈣、鐵、磷等。可增加腸胃道的蠕動，並促進腸內廢棄物及有害細菌的排泄，因此蒟蒻又稱為腸胃道的清道夫。

蒟蒻粉的製作過程：蒟蒻塊根 →去皮→切片→乾燥→ 磨碎→過篩（空氣分級） → 蒟蒻粉

✿ 園藝治療的連結

園藝治療在食農教育面向，其教案目標為提升有機栽種概念、簡化食物製作流程、推動原食物樣貌的飲食、持續生活的自理能力

等。運用平日栽種的可食植物，將其新鮮入菜入料的味覺體驗（活化），是很容易引發療癒共鳴的活動課程。

　　本教案很適合針對味覺記憶的覺醒與體驗。選擇在台灣生活記憶中，夏季居家飲品或涼品中的草本植物，例如「香蘭」（俗稱七葉蘭）、「檸檬香茅」、「愛玉」、「魚腥草」等。熟悉又常見的香藥草植物（食用植物），容易引發共同話題，增加社交關係促進。

❀ 香草蒟蒻凍製作配方

材料

香蘭蒟蒻凍（濃綠版）

1. 新鮮香蘭⋯⋯⋯⋯⋯⋯⋯⋯⋯⋯⋯⋯⋯⋯⋯⋯⋯⋯ 70g
2. 飲用水（入果汁機絞碎時，加入水量）⋯⋯⋯⋯⋯⋯ 1100cc
3. 冰糖（有糖分限制者，可將冰糖改成甜菊）⋯⋯⋯ 25g
4. 蒟蒻凍粉⋯⋯⋯⋯⋯⋯⋯⋯⋯⋯⋯⋯⋯⋯⋯⋯⋯⋯ 40g
5. 耐高溫玉露模（填入模高約 2/3 即可）⋯⋯⋯⋯⋯ 5 盤模

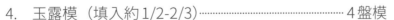

香蘭蒟蒻凍（清淡熬煮版）

1. 新鮮香蘭葉⋯⋯⋯⋯⋯⋯⋯⋯⋯⋯⋯⋯⋯⋯⋯⋯⋯ 150g
2. 飲用水（入鍋煮時，加入 1500cc 水）⋯⋯⋯⋯⋯⋯ 1000cc
3. 蒟蒻凍粉⋯⋯⋯⋯⋯⋯⋯⋯⋯⋯⋯⋯⋯⋯⋯⋯⋯⋯ 40g
4. 玉露模（填入約 1/2-2/3）⋯⋯⋯⋯⋯⋯⋯⋯⋯⋯⋯ 4 盤模

BOX

蒟蒻粉的比例：建議水 1000c.c：蒟蒻粉 40g（PH 值 7）

＊ PH 偏鹼（大於 7）水比例多

＊ PH 偏酸（小於 7）水比例少

＊ 水的量須預留蒸發比例

＊「甜菊」是天然的低熱量代糖（甜度約是蔗糖的 300 倍）。

工具

1. 煮鍋 2 個
2. 打蛋鍋 1 個
3. 食物磅秤
4. 攪拌長湯匙
5. 量杯（1000cc）
6. 過濾網
7. 瓦斯爐

✽ 製作說明（濃綠版）

步驟一、先將新鮮香蘭、飲用水放入果汁機中絞碎，再使用濾網濾去纖維，留下綠色香蘭液體。

步驟二、將步驟一的香蘭液體放入鍋中，並加入冰糖，放到爐火上，以小火慢慢加熱至 60 度以上後，緩緩加入蒟蒻凍粉，均勻攪拌後熄火，將其倒入玉露模中，待常溫降溫後，放入冰箱冷藏約 20 分鐘，低溫固型後，即可脫膜食用。（若未立即食用，建議脫膜後，放入密封盒中冷藏，請於三天內食用完畢。）

✿ 製作說明（清淡熬煮版）

步驟一、將香蘭葉剪成一小段備用。

步驟二、將飲用水煮滾後，放入香蘭葉熬煮至香氣滿溢，水色微成淡綠色，關火備用。

步驟三、將香蘭葉及雜質過濾出來，在香蘭水中緩緩加入蒟蒻凍粉，均勻攪拌，完成後將其倒入玉露模中，待常溫降溫後，放入冰箱冷藏約20分鐘，低溫固型後，即可脫膜食用。（若未立即食用，建議脫膜後，放入密封盒中冷藏，請於三天內食用完畢。）

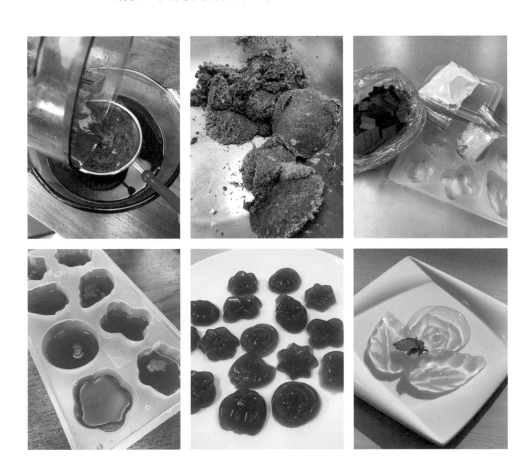

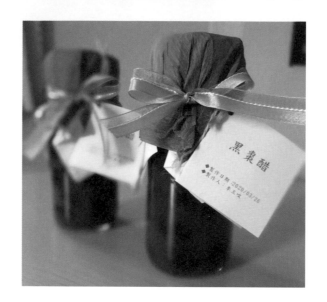

黑棗醋

值 得 等 待 的 好 滋 味

❀ 時間是最好的活化劑

　　高齡後，對於未來規劃漸漸缺乏衝勁，特別是不可知的未來。所以建議訂定短期的目標或期待，藉以持續對未來的盼望。因此無論是綠栽培類的課程，或是這類經過短期醃漬後，可以品嚐美味的期待，也是一種緩解方式。

─── BOX ───

農曆年前後，是乾燥黑棗的季節，建議年後開春課程可以安排，作為開春的第一堂課。

❀ 園藝治療的連結

「醃漬」幾乎是生活的一部分，舉凡紫蘇梅、梅酒、菜脯、酸菜、福菜、各類酵素醋飲等，都是隨著農作物生產季節、採收後的農村全民運動。它讓我們在非當季時，一樣可以享受不同風味的園產品加工製品。「醃漬」的大部分材料除了園產品外，多半以鹽、糖、米醋、米酒等作為發酵或醃漬的基本材料。

過往生活中，有「醃漬」經驗的人，可以透過活動回味舊時的記憶，並交流彼此的獨家配方與做法。沒有相關經驗者，可以透過活動向他人學習，體驗過往沒有的學習與新鮮感，都是很適合的活動設計。此類活動有助於「季節感知」的覺醒與生命關注。

黑棗醋因為直接使用中藥行販售的乾燥黑棗，製作流程簡化，特別適合初入門的人上手，因為其產量在農曆年前後，所以也是有季節限定的主題。特別是春節大吃大喝後，吃黑棗促進消化，也是很受歡迎的食材，黑棗醋則是加了米醋浸泡，等待三個月後開封時，屆時正值夏季，來一杯黑棗醋可以讓你暑氣全消喔！

材料

1. 乾燥黑棗 ·························· 250g
2. 有機米醋 ·························· 250g
3. 梅酒玻璃罐（500g）·········· 1支
4. 包裝材料 ·························· 1份
5. 瓶口收縮膜 ······················· 1份

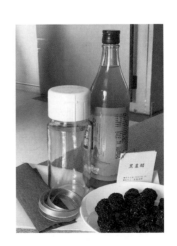

工具

吹風機

✿ 製作說明

步驟一、將玻璃罐洗滌乾淨，風乾備用。

步驟二、先將黑棗全數倒入玻璃罐中。

步驟三、緩緩加入有機米醋，至9分滿且淹過黑棗，蓋上瓶蓋。

步驟四、瓶口套上收縮膜後，以吹風機（中高溫）吹膜，遇到高溫
　　　　收縮膜漸漸收縮完成。

步驟五、放上包裝紙材，打上緞帶就完成囉！

✿ 日後照顧

　　放置通風陰涼處，不定期搖晃瓶子，使裡面的黑棗和醋均勻，
待三個月後，即可食用，以1：2（醋：水）稀釋後即可飲用（或依
照個人喜好改變比例）。

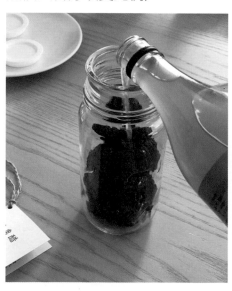 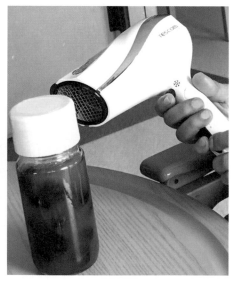

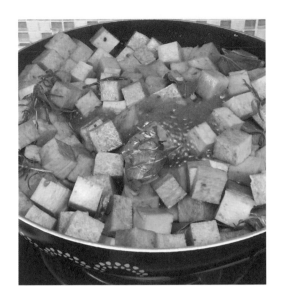

 # 肉桂迷迭香Q版豆干

茶 餘 飯 後 小 點 心

❋ Herb 香藥草植物是什麼？

　　Herb 泛指具有香氣之草本植物（含木本），可作為藥用、芳香、觀賞、入菜入料、泡茶、醃製、沐浴……等多種用途。食用香藥草植物前，應先確認是否為「可食用品種」、「自然有機栽種」，以及是否有個人禁忌療效，之後方可食用，以免誤食。

❋ 園藝治療的應用與連結

　　香草植物的管理特性是「常修剪」，透過「摘心」刺激新芽成長，而修剪下來的莖葉，除了可作為扦插繁殖之用外，插花、芳香用途，入菜入料也是常運用的方式，所以香草植物在園藝治療中，常被作為栽種與使用的植物族群。

香草植物類修剪下來的枝葉另有用途去處，很適合設計一系列園藝治療課程。與一般景觀植物修剪下來的枝葉大多被廢棄不同。香草枝葉可再利用的價值，像是共鳴其生命締造延續的意念（形式）。

談生命延續主題的園藝治療教案設計，除了繁殖類課程以外，讓植物體加工、再製，與生活做不同的融合，或延續使用價值，展現植物不同的樣貌等教案也適合。這些教案可以用於生命的啟發，生命用不同的型態持續生命體，除了看到生命的韌性，更看到生命的感動，特別是高齡者，內心因為加齡後，感到身不由己的無力感，但在植物身上，可以見到不同的生命智慧觀點。

「生命好似一場場的接力賽」。

BOX

* 若使用不同豆腐，配方也不同。
* 考量高齡長者牙床狀況，本配方使用百頁豆腐，運用其高溫後膨脹、吸入湯汁後降溫收縮的特性，來回拌炒，口感Q彈、入味，適合高齡者食用，可增加咀嚼意願也是味蕾饗宴。但市售百頁豆腐製作方法不同，建議購買道地的傳統百頁豆腐也是。

材料

1. 醬油 ·· 150cc
2. 八角 ··· 約5-8個
3. 甘草 ··· 約7片
4. 有機冰糖 ··· 1/2米杯
5. 迷迭香鮮品（每段約12cm，可依個人口味調整）·········· 5大段

6. 肉桂葉鮮品（可依個人口味調整）················· 10片
7. 純橄欖油（耐高溫）··································· 2/3米杯
8. 百頁豆腐 ·· 8塊

工具

1. 長刀子（可切百頁豆腐的即可）1把
2. 裝盛食物的耐熱盤或鍋子2-3個
3. 耐熱密封盒（盛裝用）
4. 砧板1個
5. 炒鍋1個
6. 炒鏟1把
7. 瓦斯爐
8. 口罩
9. 手套

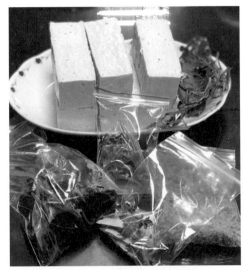

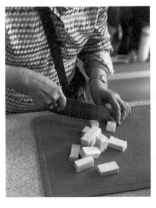
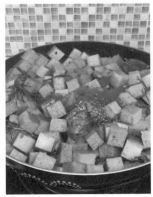
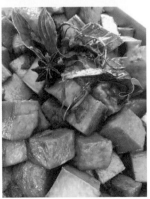

✿ 製作說明

步驟一、先將單塊百頁豆腐切成24小塊，全數切完備用。

步驟二、先將就由倒入鍋中，小火加熱，再加入八角、甘草、有機冰糖，一起加熱，持續攪拌至醬油香氣四溢。

步驟三、將迷迭香整段放入鍋中，再將肉桂葉一片片揉捏後放入鍋中拌炒，聞到香草香味時，倒入橄欖油攪拌。

步驟四、將切好小丁的百頁豆腐倒入鍋中拌炒均勻，待全數百頁小丁皆染上均勻醬油色後，在不燒焦的原則下，加鍋蓋，讓百頁受高溫膨脹後，掀蓋拌炒，這樣反覆三次後，起鍋，可立即食用。

─── BOX ───

＊ 若無法立即完食，請分裝小份，放入冷凍庫中保鮮，欲食用時，可常溫解凍後即食。

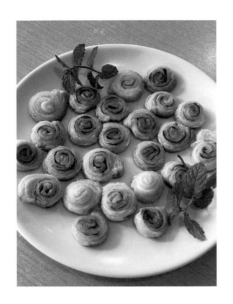

香草捲餅

小 點 心 自 己 動 手 做

❀ 何謂香草植物？

    Herb泛指具有香氣之草本植物（含木本），可作為藥用、芳香、觀賞、入菜入料、泡茶、醃製、沐浴……等多種用途。食用香草植物前，應先確認是否為「可食用品種」、「自然有機栽種」之後方可食用，以免誤食。

❀ 推薦適合香草類別

鼠尾草類：巴格誕鼠尾草、鼠尾草、斑葉鼠尾草、三色鼠尾草。
香氣天竺葵類：玫瑰天竺葵、檸檬天竺葵。
薄荷類：荷蘭薄荷。

❀ 園藝治療的連結

　　先來場花園香草植物修剪整枝活動，完成庭園管理作業。修剪下來的有機花莖葉，都可以變成餐桌上的佳餚，提供我們美食、健康饗宴以及愉悅的社交分享。特別是秋冬春季節時，適合台灣平地的香草植物「荷蘭薄荷」、「香氣天竺葵類」、「鼠尾草類」，正值旺季，適度的修剪有助於側芽成長，並有利於姿態樣貌優化，修剪下來的枝葉又可延續運用。

　　在活動教案中，發現每個生命、素材的特性或個別差異，善加發揮運用，常常會帶來驚喜。上天造物必有用意，我們該尊重生命的個別差異，同時理解「天生我材必有用」。

❀ 製作說明

材料

1. 起酥餅皮⋯⋯⋯⋯⋯⋯⋯⋯⋯⋯⋯⋯⋯ 1/2 包
2. 蛋 ⋯⋯⋯⋯⋯⋯⋯⋯⋯⋯⋯⋯⋯⋯⋯⋯⋯ 1 顆
3. 玫瑰天竺葵（新鮮葉片）⋯⋯⋯⋯⋯⋯ 數片
4. 巴格誕鼠尾草（新鮮葉片）⋯⋯⋯⋯⋯ 數片
5. 烤盤紙

工具

水果刀、小烤肉刷子、筷子、小碗、保鮮膜、砧板、餐巾紙、塑膠手套、隔熱手套、抹布、口罩、餐盤、隔熱桌墊、烤箱、延長線。

個人自備：

耐熱飲杯、裝食品的密封盒。

BOX

如果想增添花俏、變化口味,也可加點黑胡椒粒或黑糖粉(但有熱量控管需求的長輩,就不適合再增加黑糖粉的配方)。

✻ 製作流程

步驟一、將蛋打發後備用

步驟二、用烤肉刷子沾些許蛋液,塗抹於起酥餅皮上,再將新鮮香草葉片去梗,平鋪於塗有蛋液的起酥餅皮上,捲成蛋捲狀,並將收邊處推捏固定。

步驟三、切成寬約 1-1.2cm 左右的小段,並整回圓型後備用。

步驟四、烤箱預熱至 180-200 度,放入切成小段的香草捲,烤至金黃著色後即可食用。

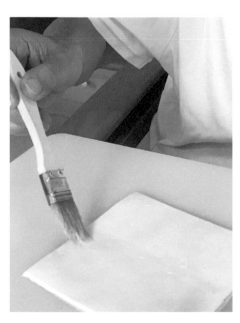
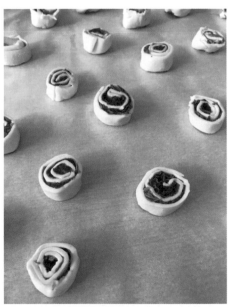

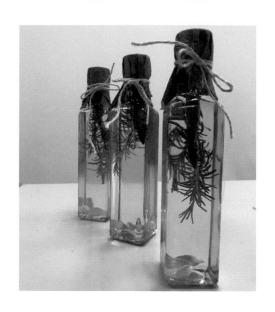

醃漬香草橄欖油

優 雅 的 健 康 生 活

❀ 醃漬天然香草橄欖油如何使用？

　　料理時，同橄欖油的使用方法，不同的是，不需再爆香材料調味即有香味。若用於拌麵、水餃調味醬料、汆燙時蔬的調味、麵包的油醋醬等，也別有一般風味。

BOX

---

* 香草橄欖油醃漬的過程優雅美好，但待醃漬完成，開始入菜入料使用時，請務必濾出所有香草材料，否則有發霉疑慮，一旦香草基部因為未浸泡到油而發霉時，整罐油都不可食用！
* 醃漬時間 7-14 天，氣溫越高，醃漬時間越短。

❀ 園藝治療的連結

在飲食教育面向，希望提升有機栽種、簡化食物製作程序、原食物樣貌的飲食、食農教育等。將新鮮香草植物入菜入料的味覺體驗（活化），是園藝療癒教案的目標。

將花園中栽種的香草植物進行必要的管理修剪，以達到庭園維護目標，修剪下來的有機花莖葉都可以變成餐桌上的佳餚，提供我們美好的味覺體驗、健康饗宴以及愉悅的社交分享。優雅生活非難事。

❀ 醃漬香草橄欖油配方

材料

1. 冷壓純橄欖油 ························· 約500ml
2. 新鮮迷迭香 ························· 約25cm、2支
3. 新鮮辣椒（長辣椒提香不辣，小辣椒會辣）··········· 1-2支
4. 新鮮剝皮蒜頭（素食者、麵包油醋使用不要加）······· 3-5顆
5. 乾淨棉線 ························· 1段
6. 玻璃瓶（500ml、瓶口大為佳）··········· 1個
7. 餐巾紙 ························· 數張

注意事項

市售橄欖油，依照使用方式分為：高溫使用、低溫使用、高低溫皆可，請依個人日後使用習慣挑選。考量醃漬加工需要時間，建議挑選出廠半年左右效期的橄欖油為佳，避免保鮮期過短。

✱ 製作後續工作

1. 每日請搖晃，以便香味均勻融入橄欖油中。
2. 為了方便日後取出，可將辣椒、迷迭香用乾淨棉線捆綁後，再投入瓶中，線留瓶外，醃漬完成後直接拉出即可（如果瓶口太小，就一一放入，日後全數倒出過濾）。
3. 油必須醃蓋過香草，否則有發霉之虞。

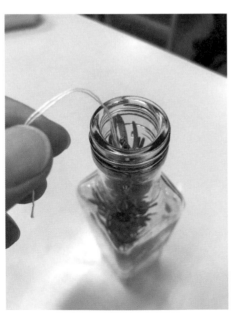

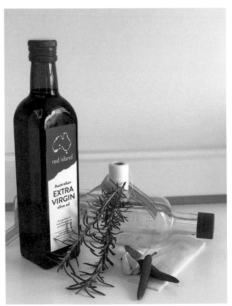

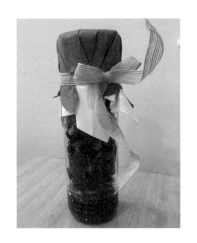

洛神蜜餞

酸 甘 甜 的 好 滋 味

✿ 季節限定的酸甘甜

「酸甘甜」是台語蜜餞的名稱，清楚勾勒出蜜餞味覺感受。

秋季總是讓人心情無來由的惆悵，來點酸甘甜的洛神，清爽脆口的口感，真是幸福的好滋味，沒吃過這一味，請別說您不愛吃洛神喔！

✿ 園藝治療的連結

洛神從春季開始播種，歷經發芽、成長、開花、結果。每個階段都有著不同的體驗，隨每年氣候不同，成熟期不一定，大約10月-12月間可採收製作。

製作的過程，重複著雙手協調及手指間的活動，剝、擠碎等製作過程，破壞的歷程是情緒的出口，蠻有療癒感。

洛神是初春播種、發芽、成長，一個年初啟程，年末採收的全年參與的歷程。葉片也是滾拓很適合的素材喔！

材料

1. 有機新鮮洛神 ·· 500g
2. 粗鹽 ·· 70g
3. 有機冰糖（塊狀或細碎皆可）·················· 1個米杯量
4. 礦泉水 ·· 1500cc
5. 玻璃罐 ·· 1個
6. 書法棉紙 ·· 1張
7. 綠色皺紋紙 ·· 1張
8. 緞帶 ·· 1段

工具

1. 砧板1個
2. 水果刀1把
3. 鐵鍋2個

❁ 製作說明

步驟一、將新鮮洛神以流動水清洗，並沖去沙塵、蟲等。

步驟二、將洛神對切剖開，以螺旋方式將洛神紅色果萼取下。

步驟三、將紅色果萼加入粗鹽揉捏擠壓後，停留10分鐘，再以礦泉水洗去鹽分及澀味（反覆進行三次）。

步驟四、將去澀的洛神果萼擰去水分後，倒入有機冰糖均勻攪拌，
　　　　放入密封盒中，置入冰箱冷藏24小時，期間均勻攪拌冰
　　　　糖，以利味道均勻。

步驟五、24小時後，再次攪拌均勻，裝入玻璃瓶中，包裝即可完成
　　　　（若自用可直接食用。）

─────────────── BOX ───────────────

＊ 去除洛神中間果實，留下完整的紅色果萼，乾燥後即是乾燥洛神花茶。
　 前人有一招厲害的生活智慧，即用廢棄雨傘中間骨架再利用，製成去籽
　 工具，可保持完整的果萼狀，但操作時還是有危險，要小心使用。

＊ 做洛神蜜餞需要擠破、去澀味，所以無需使用傘骨工具，用刀子對切
　 剝取即可。

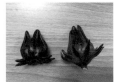

✿ 浸漬時間

　＊完成後，放入冰箱冷藏醃漬保鮮，24小時後可以食用，期間
　　仍需攪拌，讓糖分醃漬均勻。

　＊由於製作方式非無菌環境，也未加合成防腐劑，必須放在冰
　　箱冷藏保鮮，建議及早吃完，避免發霉。

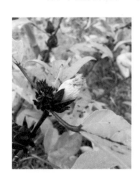
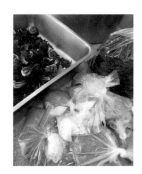
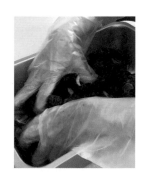

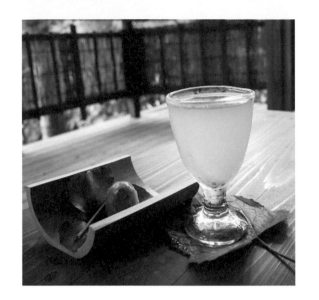

新鮮香草青茶品茗

舒適的味蕾饗宴

✿ 何謂香草植物Herb？

Herb是香藥草植物的統稱，泛指具有香氣之草本植物（含木本），可作為藥用、芳香、觀賞、入菜入料、泡茶、醃製、沐浴……等多種用途。食用香草植物前，應先確認是否為「可食用品種」、「自然有機栽種」之後方可食用，以免誤食。

✿ 園藝治療的連結

在飲食教育面向，希望提升有機栽種、簡化食物製作程序、原食物樣貌的飲食、食農教育等。將新鮮香草植物入菜入料的味覺體驗（活化），是園藝療癒教案的目標。

將花園中栽種的香草植物進行必要的管理修剪，以達到庭園維護目標，修剪下來的有機花莖葉，都可以變成餐桌上的佳餚，提供我們美好的味覺體驗、健康饗宴以及愉悅的社交分享。香草茶配方無需拘泥功效，我覺得它的有趣之處是，無論濃淡或冷熱各有擁護者，因此可依照個人喜好調整比例。在香草茶品茗中，我發現每個生命、素材的特性（個別差異），只要善加發揮運用，其實都是驚喜。上天造物必有用意，品香草茶也能品出人生哲理，學習尊重生命的個別差異。

材料

新鮮茶品配方單

1. 快樂幸福茶（消脂）配方：
   檸檬香蜂草、檸檬馬鞭草、荷蘭薄荷、甜菊

2. 放輕鬆紓壓配方：
   甜蜜薰衣草（少）、玫瑰天竺葵、荷蘭薄荷、甜菊

3. 好好眠配方：
   甜蜜薰衣草（或德克斯特薰衣草）、荷蘭薄荷、甜菊

4. 提高免疫力配方：
   馬郁蘭、檸檬百里香、甜菊

5. 清涼消暑配方：
   洋甘菊（茶包）、荷蘭薄荷、甜菊

   （以上每個配方都加「甜菊」約4-5片，茶中自有甘醇甜味，無需加糖或蜂蜜，才能喝出香草的單純味，且身體無糖分負擔喔！）

工具

餐巾紙、隔熱手套、口罩（每人）、洗滌盆、餐盤數個、隔熱桌

墊、煮水壺、玻璃泡茶壺（有濾網層）、飲杯。

個人自備：耐熱飲杯。

✿ 香草特性認識

1. 荷蘭薄荷：強心、健胃、助消化、驅蟲、解熱、安撫低落的情緒、振奮神經改善腹痛、腹絞痛、緩和神經痛和醒腦。

2. 玫瑰天竺葵：紓解壓力、減緩緊張情緒、可促進細胞生長、軟化皮膚、去瘀青。

3. 甜蜜薰衣草：緩解緊張情緒壓力。

4. 檸檬馬鞭草：對於記憶力有助益，並為消脂茶中常見配方。

5. 檸檬香蜂草：在歐洲被譽為「去除藍色憂鬱」的茶品，又名快樂草。

6. 甜菊：甜度是蔗糖的250-300倍，做為代糖使用。糖尿病或減糖者的知音。

7. 百里香：又名麝香草，對喉嚨痛、口腔保健、預防感冒、抑制咳嗽、消除胃脹氣有益。

8. 洋甘菊：消除頭痛、腹瀉、開胃、幫助消化。

　以上功效僅供參考，請遵照醫師指示服藥，任何東西過量都會適得其反。

BOX

＊ 香草茶品依個人喜好，濃淡感受不一，可以自己調配比例，沒有絕對值。

＊「薄荷」只是提味，少量即可，過量時會讓茶品像似傳統青草茶，導致味蕾只感受到薄荷味，品不出其他香草味喔！

＊ 還不適應香草茶味道者，「甜菊」可以多放一點，甜而回甘，但無熱量負擔。

✿ 製作方法

步驟一、將剪下的香草洗滌乾淨（香草數量可依個人喜好、濃度而定）

步驟二、將香草花葉莖剪成數段，投入有濾網的壺中。

步驟三、準備沸騰後、約70-80度的熱水沖泡。

浸泡1-2分鐘，自然散發香草清香即可飲用（浸泡時間越長，味道越濃，浸泡時間長短，可依個人喜好）。

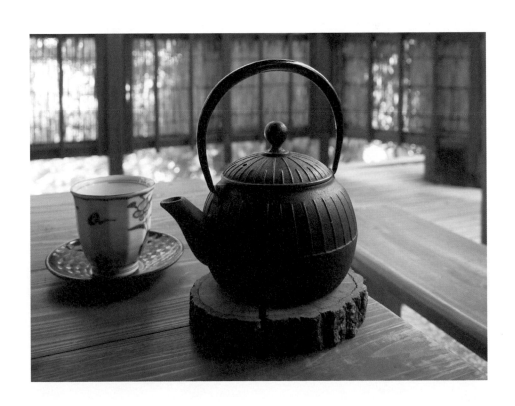

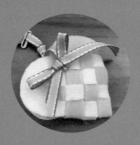
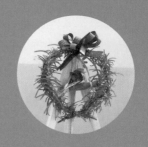

綠藝術

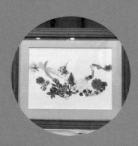
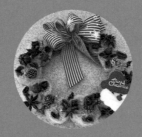
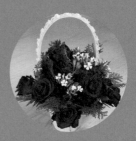

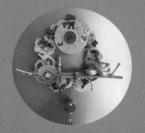
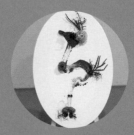

加齡生活介入園藝治療的健康促進效益

以綠藝術（創作）為例

1. 認知的刺激：可以做到，但沒在做的事。
2. 活化序列記憶：沒做過的，感覺我應該可以。
3. 活化學習機能（學習力）。
4. 社交關係提升：結交新友伴、知識的交流。
5. 自我展演的舞台。
6. 情緒的出口、有用感、成就感、滿足感。
7. 生活環境美質提升。
8. 身體機能活化。
9. 眼手協調。
10. 手指間活化。
11. 五官七感的刺激。
12. 上下肢肌耐力訓練。
13. 提升專注力
14. 創造力（腦部活化）。

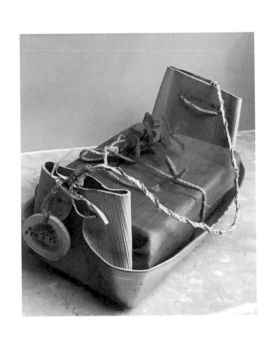

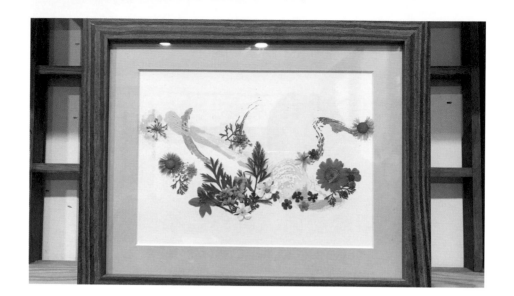

德國貼畫

探 索 自 然 中 的 一 切

✿ 活動設計的概念

　　「德國貼畫」顧名思義是由德國發展出來的一種畫作模式，搭配顏料及自然界立體素材，一層層堆疊出的自然畫作，可具象也可抽象，是饒富趣味的一種藝術美學。

　　首先，在玻璃紙上隨意塗鴉，再立即轉印至畫紙上，這個轉印結果無法預期，隨著顏料濃厚度不同、紙面吸收度不同，轉印後的樣貌肯定和所繪圖面不一樣，讓人充滿驚喜，並學習接受非預期的結果。

　　透過散步、環境知覺提升、發現、撿拾、運用⋯⋯一連串的

可能，從走出戶外的起心動念，即是創作的開始。將不易保存的戶外天然素材引入室內，展示在生活空間，真可謂大自然美學走入生活，師法自然提升生活美學。

美學的根源是「師法自然」，所以當您覺得自己的美學能量不足時，走出戶外，親近自然吧，您將發現映入眼簾，一切存在於自然的「點」、「線」、「面」、色彩、律動……，皆是補充美學感能量的元素。

BOX

＊ 顏料轉印時，建議水分不宜過乾，否則無法複製至紙張上。
＊ 轉印顏料，建議不要超過三色，兩色較佳，因為後續素材層層堆疊，顏色太多會增加搭配設計的難度，需要更多色彩學基礎能力才能完成作品，可能墊高入門創作的門檻。
＊ 所有的素材都必須確認已經乾燥，且不含水分，否則有發霉之虞。
＊ 固定使用的膠，不可使用膠水、白膠等含水量過高的膠類。

✿ 園藝治療的連結

這類從走入自然開始啟動的活動，即是遇見自然療癒力的敲門磚。創意無限展演，引領人進入「心流體驗」中，讓人享受片刻的專注與單純思維。成品所帶來的滿足感、成就感，進而變成心中滿溢的有用感與幸福感，這是藝術創作的療癒歷程。

在作品製作過程中，人的心靈悠遊於「虛」、「實」的空間，享受片刻的專注與思路的純粹，即是藝術創作的療癒歷程。

進行這類創作前，是有儀式的。首先「放下主觀的認知」、準備「開放與接納」的心；進入創作時，會開始「賦予事物新的詮釋與新生命」，並嘗試「用不同的角度看世界」，因此會「發現事物更多不同的面向與發現可能性」。製作過程可能卡關，或不如自己預期，您可以細思聖嚴法師說的：「面對它、接受它、處理它、放下它」的大智慧。

材料

1. 手染框（含卡紙）⋯⋯⋯⋯⋯⋯⋯⋯ 1個
2. 保麗龍膠 ⋯⋯⋯⋯⋯⋯⋯⋯⋯⋯⋯ 1瓶
3. 玻璃紙 ⋯⋯⋯⋯⋯⋯⋯⋯⋯⋯⋯⋯ 1張
4. 乾燥素材（撿拾天然乾燥後的種子或果莢（木麻黃、鳳凰木、羊蹄甲、紫薇、苦楝、馬拉巴栗等）、樹皮（白千層、尤加利等）、樹葉（羊蹄甲、銀樺葉等，須先壓花乾燥處理）、枯藤、榕樹氣鬚等。麥桿菊、白木、貝殼砂、水草、馴鹿苔蘚等。
5. 廣告顏料顏料（各色）。

工具

1. 調色盤
2. 水彩筆
3. 剪刀

✿ 製作方式

步驟一、選取喜歡的顏料兩種，繪製在玻璃紙上（隨性），完成後立即轉印在要製作的卡紙上，並進行按壓（像貼藥布，貼

上按一按後，撕起），按壓完畢後，撕起玻璃紙、丟棄，轉印完成的卡紙自然晾乾。

步驟二、在等待卡紙顏料乾燥期間，試著用不同角度欣賞卡紙顏料的畫作，決定作品為橫向或直立？待卡紙上的顏料乾燥後，即可開始加入乾燥素材。

步驟三、加入乾燥素材是有技巧的，扁平類的押花材先進入，之後才是立體類材料。素材則是大色塊先放入，再來中色塊、小色塊。

步驟四、作品佈局需要像製作三明治一樣，一層一層慢慢設計，擺設好一層就先黏貼，因為一次通通擺設完成，有黏貼的困難。

步驟五、在製作過程，建議要「站立」和「遠觀」欣賞，避免埋頭苦幹的創作方式，也不要急著完成，「休息」和「遠觀」，都是為了激發創作亮點。

步驟六、完成作品後，先平面乾燥12小時以上，並再次確認直立時，作品是否有脫落狀況，如果沒問題，即可送去裝框。

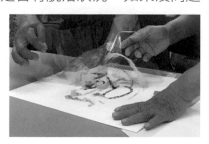

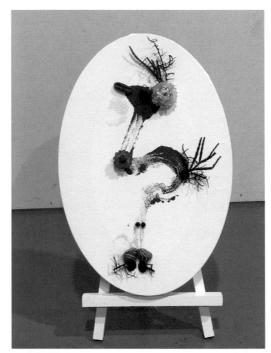

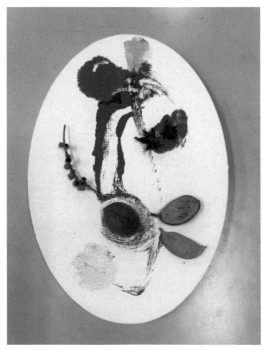

公園綠地可能遇見的種子或果莢 ❶

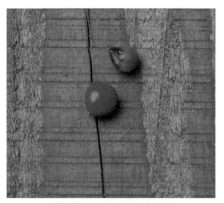

桃花心木

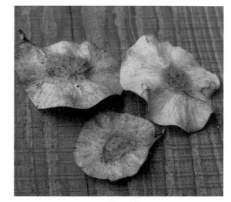

印度紫檀

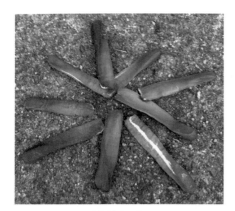

小實羽扇豆

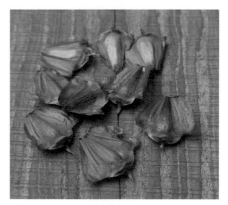

肯氏南洋杉

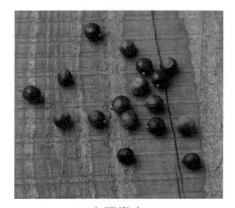

台灣欒木

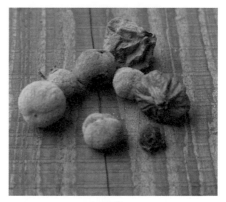

柚木

公園綠地可能遇見的種子或果莢 ❷

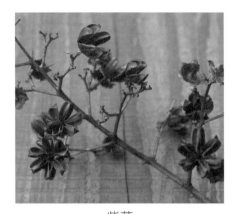

紫薇

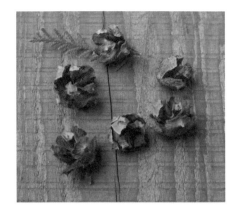

雲杉

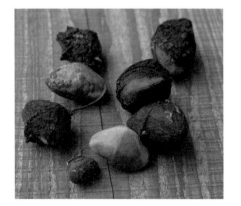

黃花夾竹桃

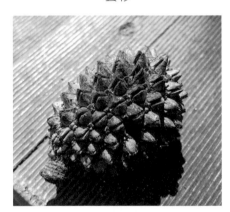

木麻黃

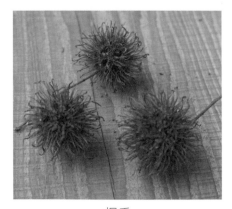

楓香

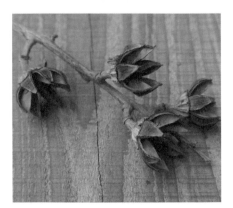

大花紫薇

公園綠地可能遇見的種子或果莢 ❸

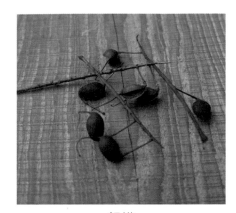

銀樺

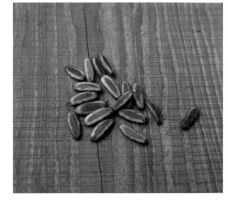

鳳凰木

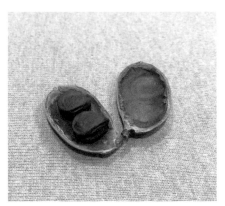

水黃皮

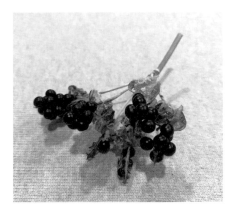

射干

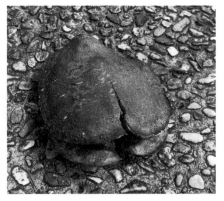

藍花楹樹

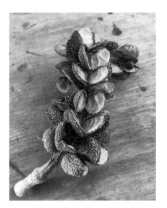

黃玉蘭花

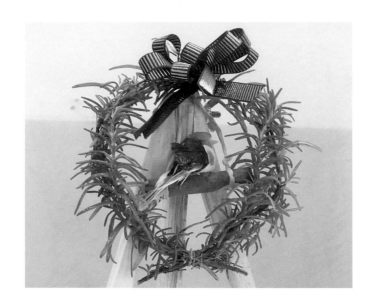

迷迭香芳香花環

化 學 芳 香 劑 O U T ， 天 然 ㄟ 尚 好

✿ 來自我家花園的室內芳香劑

採收花園中的新鮮迷迭香，製作成花環狀，無論放在室內空間或是車上，都是最健康的空氣芳香劑。

香草植物中，除了迷迭香適合做為空間芳香劑外，檸檬尤加利、薰衣草類也很適合。

✿ 園藝治療的連結

追求便利的生活讓人們面臨許多健康的威脅，在不良環境賀爾蒙因子無所不在的年代中，我們如何減少生活中威脅健康的物質，又同時可以擁有優雅質量的生活呢？善加運用天然的香草植物，將

花園植物修剪後，引入室內（車內）讓滿室生香，又可去除環境中的有害物質，何樂而不為呢？

只要加一點點小小創意，生活優雅非難事。

材料

1. 20號裸線鐵絲 ⋯⋯⋯⋯⋯⋯⋯⋯⋯⋯⋯⋯⋯ 2支
2. 迷迭香盆栽 ⋯⋯⋯⋯⋯⋯⋯⋯⋯⋯ 修剪約15cm、4段
3. 26號綠色鐵絲 ⋯⋯⋯⋯⋯⋯⋯⋯⋯⋯⋯⋯⋯ 1支
4. 蝴蝶結 ⋯⋯⋯⋯⋯⋯⋯⋯⋯⋯⋯⋯⋯⋯⋯ 1個
5. 天然肉桂棒 ⋯⋯⋯⋯⋯⋯⋯⋯⋯⋯⋯⋯⋯ 1/2枝
6. 綠色膠帶 ⋯⋯⋯⋯⋯⋯⋯⋯⋯⋯⋯⋯⋯⋯ 1段
7. 小鳥 ⋯⋯⋯⋯⋯⋯⋯⋯⋯⋯⋯⋯⋯⋯⋯⋯ 1隻
8. 膠條
9. 咖啡色造型藤（隨個人需要使用）
10. 5×7cm紗布束口袋 ⋯⋯⋯⋯⋯⋯⋯⋯⋯⋯ 1個

工具

1. 剪刀1把
2. 膠槍、膠條（依個人設計需要使用）

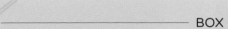

BOX

來種盆迷迭香吧！可以入菜入料，又可以作為生活中天然芳香劑，很實用喔。

❁ 製作說明

步驟一、將20號鐵絲兩支並列，用綠色膠帶纏繞，完成後繞成圓形後固定，即是花環的圓型架構。

步驟二、將迷迭香依照相近長度分好，兩兩一組，左右各一組，基部對基部交叉重疊，並用26號鐵絲纏繞固定於花環的圓型架構上。

步驟三、順著鐵線圓型架構，將迷迭香順著圓，用26號鐵絲固定在尾端，即可。

步驟四、將蝴蝶結固定在迷迭香花環上，剩下的天然肉桂棒和小鳥則依個人喜好編排配置即可。

❁ 日後照顧

　　成品完成後，擺放喜歡的空間中，待自然乾燥後，剝下迷迭香葉片、裝入5×7公分的紗布束口袋，可繼續保持芳香。圓形的架構請保留（原迷迭香的乾燥莖也保留，不要拆除，可增加花環厚度，可以再加入新鮮的迷迭香，反覆使用）。

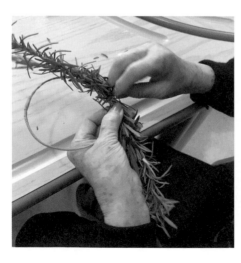
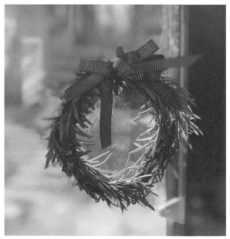

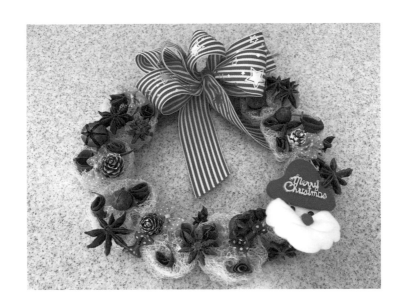

 # 菜瓜布聖誕圈

中 西 合 璧 的 季 節 感 知

❁ 別出心裁的聖誕門圈，充滿生命能量

在全球化的時代裡，跨世代、跨文化的融合是趨勢，但如何巧妙結合、無違和感又充滿話題呢？

用在地素材，製作全球性的話題，就是非常具代表性的教案設計巧思。

❁ 園藝治療的連結

結合時令的農業產出物，在課堂製作時就話題不斷，創造了成員間的話題，也是啟動懷舊療癒的媒材。

製作流程的每個步驟都在喚醒嗅覺、觸覺、視覺，還需要不斷的決策，活化腦部，以及重複性高的手部動作，讓長者一回生二回熟，越來越有手感，也越有自信，越願意繼續做下去。五官七感覺醒、腦部活化、社交關係促進、懷舊記憶產出，再加上雙手協調與手部肢體活化，一個看似簡單的作品，其實富含多項的園藝治療底蘊於其中。

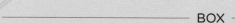

──── BOX ────

＊ 連結季節主題，中西合璧，一個跨世代、跨國情的作品，話題性絕對十足。創造話題的作品，就是「社交促進」的最佳代言人。

＊ 過了聖誕節，這個作品還可以繼續變成張燈結綵喜洋洋的過年裝飾品喔！

材料

1. 鐵線（依個人想製作的尺寸而訂）⋯⋯⋯⋯⋯⋯⋯⋯⋯⋯⋯ 1圈
2. 乾燥八角 ⋯⋯⋯⋯⋯⋯⋯⋯⋯⋯⋯⋯⋯⋯⋯⋯⋯⋯⋯⋯⋯ 10個
3. 天然乾燥菜瓜布（依個人想製作的尺寸而訂）⋯⋯⋯⋯⋯⋯ 1條
4. 小蝴蝶結 ⋯⋯⋯⋯⋯⋯⋯⋯⋯⋯⋯⋯⋯⋯⋯⋯⋯⋯⋯⋯⋯ 數個
5. 造型藤 ⋯⋯⋯⋯⋯⋯⋯⋯⋯⋯⋯⋯⋯⋯⋯⋯⋯⋯⋯⋯⋯⋯ 1段
6. 小松果 ⋯⋯⋯⋯⋯⋯⋯⋯⋯⋯⋯⋯⋯⋯⋯⋯⋯⋯⋯⋯⋯⋯ 3個
7. 新鮮肉桂葉 ⋯⋯⋯⋯⋯⋯⋯⋯⋯⋯⋯⋯⋯⋯⋯⋯⋯⋯⋯⋯ 5片
8. 聖誕老公公飾品 ⋯⋯⋯⋯⋯⋯⋯⋯⋯⋯⋯⋯⋯⋯⋯⋯⋯⋯ 1個
9. 法國結 ⋯⋯⋯⋯⋯⋯⋯⋯⋯⋯⋯⋯⋯⋯⋯⋯⋯⋯⋯⋯⋯⋯ 1個
10. 新鮮檸檬尤加利葉 ⋯⋯⋯⋯⋯⋯⋯⋯⋯⋯⋯⋯⋯⋯⋯⋯⋯ 數片
11. 保麗龍膠
12. 熱熔膠

工具

1. 剪刀
2. 熱熔膠槍、膠條

✿ 製作說明

步驟一、將天然菜瓜布剪成一個個的小圓，再用鐵線串成一個圓後
　　　　固定，即是門圈的圓型架構。

步驟二、將法國結固定於上方中間處，找好聖誕老公公的位子後黏
　　　　著固定。

步驟三、將新鮮肉桂葉、檸檬尤加利葉，以捲圓的方式處理，依個
　　　　人喜好塞入菜瓜布中。

步驟四、剩餘的小飾品，八角、小蝴蝶結、松果等依照個人設計裝
　　　　點即可，應景的香氛聖誕圈就完成囉！

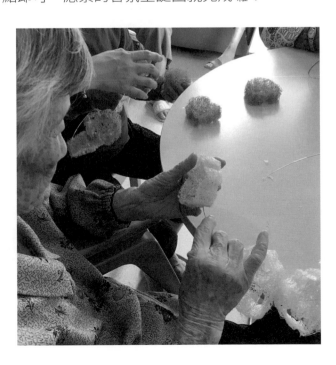

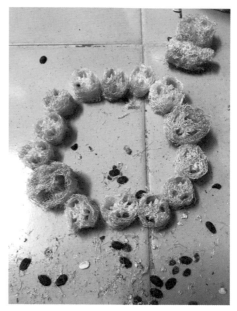

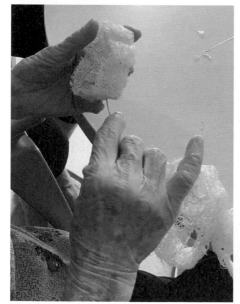

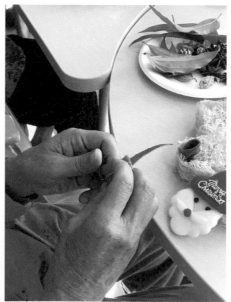

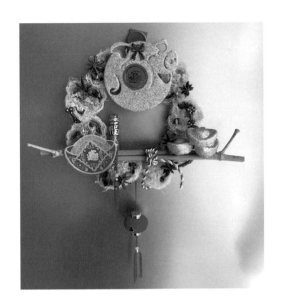

過年招財進寶門飾

年節佈置好運來

❀ 張燈結綵喜洋洋

　　年前大掃除後，即是張燈結綵、準備歡喜過年的時刻，為家中增添盆栽、年節飾品，是非常喜悅的全家總動員。過去長者喜歡買金桔樹、買貓柳（剝殼）、掛吊飾，買盆蘭花組合盆栽……今年來點不一樣的吧。門上不一定就只能是「大家恭喜」字樣的春聯，也可以是立體款的招財進寶、節節高升、添丁發財、諸事順心的喜洋洋設計喔！

❀ 園藝治療的連結

　　年底是絲瓜收存種子和製作菜瓜布的季節，農業時代既有的習慣，是事前預估隔年家中的菜瓜布使用量，並留在瓜棚上。如今菜

瓜布除了家裡清潔使用，也可以先打造成過年飾品，待年過了，拆下飾品收存，菜瓜布一一拆下，一樣可恢復居家清潔好幫手功能，是非常環保的設計，也是物盡其用。絕無僅有的獨家作品，將是過年期間訪客讚嘆的佈置之一。

生活中加一點創意，就會變得更多采多姿囉！
優雅生活非難事！

材料

1. 鐵線（依個人想製作的尺寸而訂）············· 1圈
2. 乾燥八角 ··· 10個
3. 天然乾燥菜瓜布（依個人想製作的尺寸而訂）
4. 小蝴蝶結 ··· 數個
5. 造型藤 ·· 1段
6. 金元寶 ·· 3個
7. 招財進寶飾品 ·· 1個
8. 竹子 ··· 2支
9. 中國結繩 ··· 2段
10. 豬年飾品 ·· 1個
11. 小紅燈籠 ·· 1個
12. 新鮮檸檬尤加利葉 ·· 數片
13. 保麗龍膠
14. 熱熔膠

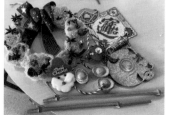

工具

1. 剪刀
2. 熱熔膠槍、膠條

❋ 製作說明

步驟一、將天然菜瓜布剪成一個個的小圓。再用鐵線串成一個圓形後固定，即是花環的圓型架構。

步驟二、將竹子兩支，以左右不等長方式排列，並以中國結繩綑綁固定後，用熱熔膠槍固定在圓形菜瓜布門圈下方約1/3處。

步驟三、將年節飾品依個人設計擺設固定。

步驟四、再加入八角、緞帶來裝點。最後，將新鮮的檸檬尤加利葉，捲成圓形塞入菜瓜布的縫隙中。整個作品除了美質，還帶著香草、八角淡淡的香氣。

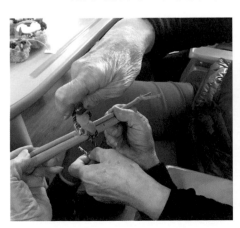
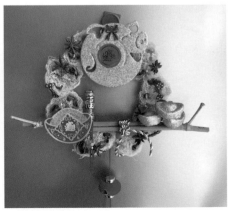

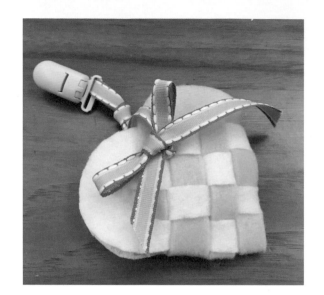

愛心編織香草香包

脑部活化好療癒

❀ 不用懷疑我行嗎？當然行！

「老ㄇㄥ老，我還可以ㄅㄨˇ土豆。」這是台語諺語中，來自長者內在自信的代表語。沒錯，長輩有著過去豐富的生活經驗，及人生閱歷，理解或問題解決能力都很強，只是隨著年紀增長，肢體協調度不如過往靈活，但智慧不會比我們少。因此持續肢體及腦部活化很重要。

香草植物中，除了檸檬尤加利適合作為空間芳香劑外，迷迭香、薰衣草、香茅類也很適合。

─────────── BOX ───────────

香包內容可以依節氣、喜好更換不同氣味的香草，如端午節改放雄黃粉並塞入棉花，也是不同的設計。

✽ 園藝治療的連結

　　長者因為漸漸成為被照顧者，過去打理家裡大小事的任務慢慢卸下，但因為「卸下」，肢體與腦部的活化刺激也漸漸變少。就健康老化的概念來看，這樣不OK，當然也不是希望長者繼續承受過往家裡的壓力性事務，而是希望他們參與一些沒有體驗過、或沒機會學習的事物，這是優質加齡的必備選項，因為持續的「動」很重要，無論「心」、「肢體」、「腦部」的動都很必要，這就是清閒加齡囉！

材料

1.　白色不織布 ························· 1塊
2.　粉色不織布 ·························1塊
3.　緞帶 ···································· 1段
4.　奶嘴夾 ································· 1個
5.　茶包袋 ································· 1個
6.　乾燥檸檬尤加利葉 ·················· 數片

工具

1.　剪刀

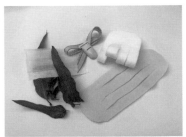

❋ 製作說明

步驟一、將緞帶穿過奶嘴夾、打一個結，備用。

步驟二、將粉紅色、白色不織布分別對折，重疊成一個愛心型後，由內而外，取單色「包覆另一色→穿越→包覆」反覆的方式，漸漸成形。

步驟三、編織成一個袋子狀的愛心後，備用。

步驟四、將乾燥的檸檬尤加利葉塞入茶包袋中、反摺，放入編織好的愛心袋中，用緞帶單繩穿過編織縫，固定、打蝴蝶結，作品即完成。

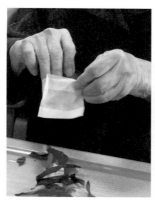 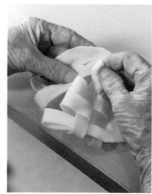 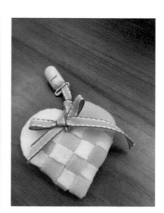

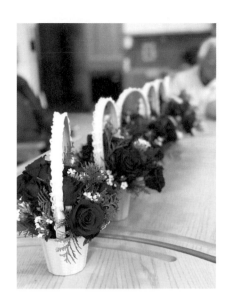

浪漫提籃盆花設計

我 的 青 春 年 代

❀ 九朵紅玫瑰 ── 相愛久久

「玫瑰玫瑰最嬌媚，玫瑰玫瑰我愛你。」看到紅玫瑰就開始唱起來這首玫瑰名曲，看到花想到歌、聽到歌想到花，都是植物和音樂的生活連結。

❀ 園藝治療的連結

不論哪個狀態的「花」，都很吸睛，也容易引發情緒的共鳴。「切花」雖然欣賞時間短，但其實植株上的花，單朵花期也不長，只因一朵一朵接續綻放，感覺植株也還綠意盎然，比較不可惜。

但切花材機動性高，可設計的空間較大，短時間即可感受花團錦簇的熱鬧氛圍；切花的盆花或花束，總是可以讓人連結到愛情或

信仰，皆是純粹與虔誠的情緒狀態，也或許是這樣的連結，當切花作品用在園藝治療教案時，感動效益很即時。

　　切花適合搭配特別節令（節日）主題設計，但因為切花材的生產過程考量持久度與花材完美性，通常藥劑使用量較高，建議使用前先浸泡水中（多次沖洗），降低殘留量。若有誤食疑慮、花粉症、過敏體質的參與對象時，切花材的選擇、設計要更加小心謹慎。

材料

1. 紅玫瑰 ···································· 9支
2. 黃金柏 ···································· 1/10份
3. 白色深山櫻 ···························· 1/3份
4. 吸水海綿 ································ 1/3塊
5. 粉紅色蕾絲提籃 ····················· 1個

工具

1. 剪刀1把
2. 切海綿用水果刀

製作說明

步驟一、吸水海綿放入提籃中固定，並將海綿上方的倒角削去邊角（增加插腳面積）。

步驟二、從9朵玫瑰花中選出一朵最美最大的，做為正中央的主花，再將剩餘的8朵花依大小分成兩組，一組4朵。

步驟三、將主花玫瑰修剪成12公分長左右，插在上方正中心。

步驟四、將4支一組的玫瑰花（較大朵那組），以十字方式平插於海

綿與花器銜接處，玫瑰的綠色花萼觸碰到提籃邊緣即可，4支等長、插好後，眼睛視點由中心往下，檢視玫瑰花的外圍假想連結線是否呈圓形？

步驟五、將另一組4支玫瑰花，插在海綿轉角處，大約與主花成45度角，並錯落在步驟四的兩朵玫瑰的中間間距位子。完成後，檢視整體以點線面來看，是否成半圓形。

步驟六、將黃金柏以「花和花中間」的原則插入，同時遮掩基部海綿。

步驟七、將深山櫻先修剪下來，確認手中的數量面積後，平均插在玫瑰與玫瑰中間，若剩下的深山櫻葉新鮮，也可以剪成一段一段，搭配於花與花中間使用。

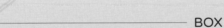

───── BOX ─────

＊半圓形花型可以採「十字型四分法」，也可以採「三等份分法」來設計。

＊本次作品採「十字形四分法」。

❀日後照顧

　　成品完成後，擺放室內，忌冷氣出風口或電風扇風口處，也無需日曬，否則會影響切花持久度。基部海綿必須維持泡水狀態，花材表面可以噴灑適量水分保溼，但保持花瓣不積水的原則。

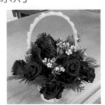

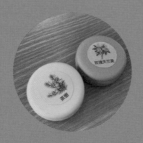

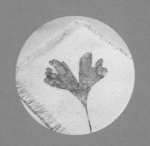

綠用品

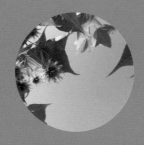

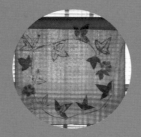

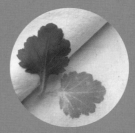

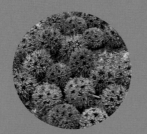

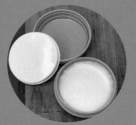

加齡生活介入園藝治療的
健康促進效益

以綠用品為例

1. 認知的刺激。
2. 活化序列記憶。
3. 活化學習機能（學習力）。
4. 社交關係提升：結交新友伴、知識的交流。
5. 自我展演的舞台。
6. 情緒的出口、有用感、成就感、滿足感。
7. 生活質量的提升。
8. 身體機能活化。
9. 眼手協調。
10. 手指間活化。
11. 五官七感的刺激。
12. 上下肢肌耐力訓練。
13. 提升專注力。
14. 美學感提升。
15. 強化邏輯概念與生活應用。
16. 認識天然與有機栽種，優化切身的生活品質與健康益處，進而身體力行，去除生活中的化學物質，尊重自然生態環境，以及認知自然有機農法的重要性，活出健康生活質量。

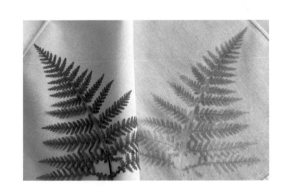

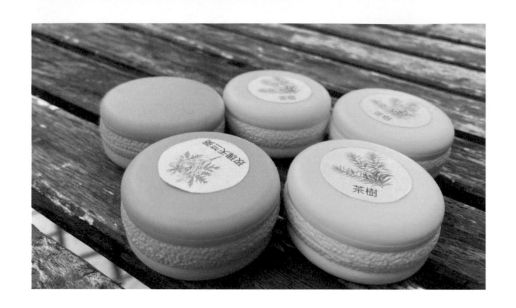

天然香草精油膏

生 活 必 備 好 幫 手

✿ 親手調製家人的精油膏

這些年來，純天然的精油使用，已經普遍運用於生活的各個面向，尤其是居家環境殺菌、空氣清淨香氛、塗抹蚊蟲咬傷、美體護膚……等。但家庭中成員不同，需求也不同，透過簡單的基底材料，依照需求搭配適合個人的天然精油膏，可以呵護每一位家人。

✿ 園藝治療的連結

生活中，無論是食衣住行，總是充斥著非天然物質，讓健康面臨威脅。我們需要健康也想擁有優雅的生活質量，得靠自己從生活中一點一滴的改變。

回顧台灣古早習慣使用各類自熬的抹劑，做為生活居家常備護理用品，其材料多是來自中式草藥。古往今來，芳香療法現在已是獨立的一個學門，廣泛運用於全球。

流行於東西方的中藥草及香草植物，是將其精油成分萃取出來，使用起來更為方便。找回先人的生活智慧，再善加運用天然萃取的植物精油，既增加生活質量也兼顧健康。

材料

配方一、玫瑰天竺葵油膏
用途：撞傷瘀青、蚊蟲咬傷、刮痧按摩用介質等

1. 凡士林 ⋯⋯⋯⋯⋯⋯⋯⋯⋯⋯⋯⋯⋯⋯⋯⋯ 10g
2. 天然蜜蠟 ⋯⋯⋯⋯⋯⋯⋯⋯⋯⋯⋯⋯⋯⋯ 2g
3. 天然萃取提煉薄荷精油 ⋯⋯⋯⋯⋯⋯⋯⋯ 2滴
4. 天然萃取提煉玫瑰天竺葵精油 ⋯⋯⋯⋯ 2滴
5. 馬卡龍油膏盒（15g）⋯⋯⋯⋯⋯⋯⋯⋯ 1個

配方二、茶樹油膏
用途：消炎、蚊蟲咬傷、刮痧按摩用介質等

1. 凡士林 ⋯⋯⋯⋯⋯⋯⋯⋯⋯⋯⋯⋯⋯⋯⋯⋯ 10g
2. 天然蜜蠟 ⋯⋯⋯⋯⋯⋯⋯⋯⋯⋯⋯⋯⋯⋯ 2g
3. 天然萃取提煉薄荷精油 ⋯⋯⋯⋯⋯⋯⋯⋯ 2滴
4. 天然萃取提煉澳洲茶樹精油 　　　　 2滴
5. 馬卡龍油膏盒（15g）⋯⋯⋯⋯⋯⋯⋯⋯ 1個

配方三、薰衣草油膏

用途：刀傷、燙傷、蚊蟲咬傷、刮痧按摩用介質等

1. 凡士林 ⋯⋯⋯⋯⋯⋯⋯⋯⋯⋯⋯⋯⋯⋯ 10g
2. 天然蜜蠟 ⋯⋯⋯⋯⋯⋯⋯⋯⋯⋯⋯⋯ 2g
3. 天然萃取提煉薄荷精油 ⋯⋯⋯⋯⋯ 2滴
4. 天然萃取提煉薰衣草精油 ⋯⋯⋯⋯ 2滴
5. 馬卡龍油膏盒（15g）⋯⋯⋯⋯⋯⋯⋯ 1個

工具

1. 隔水加熱鍋 1個
2. 有耳鋼杯（依個人設計需要使用）
3. 加熱爐

✿ 製作說明

步驟一、將想製作的油膏總數計算好（每個油膏盒預計8分滿左右
　　　　的量），凡士林與天然蜜蠟比5：1。

步驟二、將依照比例秤好的凡士林及蜜蠟放入鋼杯中，隔水加熱溶
　　　　解（兩者的熔點大約在65度左右），持續攪拌溶解成液
　　　　態，備用。

步驟三、將依照比例的精油，滴入溶解好的凡士林蜜蠟中，均勻攪
　　　　拌。

步驟四、注入馬卡龍油膏盒中、蓋上瓶蓋，靜置降溫後，即可使用。

—————————— BOX ——————————

＊ 每個油膏盒預計8分滿左右的量。避免過多溢出。

＊ 凡士林與天然蜜蠟比例5:1。

＊ 蜜蠟比例越高，膏體越硬。

＊ 薄荷具有鎮靜效果，但會有涼感，有些小孩較不喜歡薄荷的刺激，可不使用。

＊ 依個人狀況調整比例。

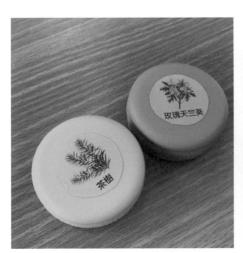

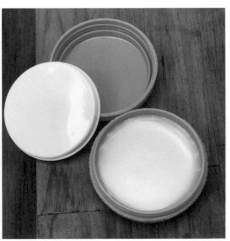

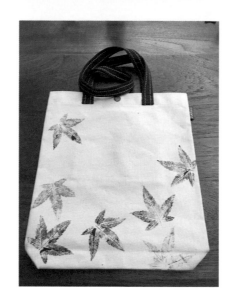

 # 葉拓我的手提包

獨 一 無 二 的 創 意

✿ 活動設計的概念

　　生活周邊存在許多資源，常常因為忙碌或快速的生活步調，讓我們遺忘或從未發現它的存在。園藝治療的推動，是多面向的啟發，也是多面向的整合。這類透過散步、環境知覺提升、發現、撿拾、運用……一連串的可能，都是從走出戶外的起心動念開始，即是遇見自然療癒力的敲門磚。

　　綠藝術類的教案讓創意無限展演，引領人進入「心流體驗」中，讓人享受片刻的專注與單純思維，以及成品的滿足感、成就感，進而心中滿溢有用感與幸福感，是藝術創作的療癒歷程。

✿ 園藝治療的連結

「生命」的存在，不單單只是「活著」與否的形式。如何讓生命締造其延續的意念或形式呢？舉凡植物繁殖學的播種、阡插、空中壓條、嫁接等方法，皆可延續並再造植物的生命；或是透過插花、壓花、葉拓等作品製作保存，讓植物或自然物種幻化成另一種形式的「存在」，也是一種生命的蛻變，更是一種生命的形式。

用在園藝治療上，即是讓個案透過植物的成長歷程，接受生命有週期、花開花謝乃自然現象的事實。但生命週期的結束，也可以視為另一種生命的延續或祝福。生命用不同的型態繼續存在，體悟生命以另一種形式延續，便能明白「生命好似一場場的接力賽」，而非表象的結束。

「賦予事物新的詮釋與新生命」、「用不同的角度看世界」、「發現事物更多不同的面向與發現新的可能性」，用不同的方式（角度）讓物品再利用或是呈現不同的樣貌，只要加上一點創意手作，即可再創其利用價值與獨特風貌。

藉此生命共鳴，經歷挫折或對人生感到不完美時，多一些包容與接納，不自我放棄，也不輕易放棄他人，只要轉個念為負向情緒找到的出口，您將成為生命中的勇者。

聖嚴法師說：「面對它、接受它、處理它、放下它」。

材料

1. 遇見的天然素材（葉子、落花、石頭、樹枝、種子等）
2. 各色壓克力顏料（安全標章）⋯⋯⋯⋯⋯⋯⋯ 共用
3. 繪布專用輔助劑 ⋯⋯⋯⋯⋯⋯⋯⋯⋯⋯⋯⋯ 共用
4. 玻璃紙（放在胚布包中間，避免滲色沾染到布品）⋯⋯ 1 張
5. 訂製胚布手提包 ⋯⋯⋯⋯⋯⋯⋯⋯⋯⋯⋯⋯ 1 個

工具

1. 小水桶（洗筆用，或手搖飲料塑膠杯也可）4個
2. 臉盆（植物泡水）2個
3. 調色盤 3 個
4. 擦手紙 1 包
5. A4 白紙或單面印刷廢紙約每人 10 張
6. 剪刀，每組 2 把
7. 水彩筆（大小皆可，不要用蝶古巴特的筆）至少 1 支

❀ 製作說明

步驟一、採集素材，並立即做保鮮與保水處理。

步驟二、要使用的天然素材，輕擦拭表面水分後，擺放在 A4 紙上，以「點」的方式均勻塗上壓克力顏料，之後擺放於胚布袋上。顏料面朝胚布袋，再蓋上一張 A4 紙後，按摩轉印素材，確認全面均勻按摩後，打開 A4 紙，並取出轉印素材即可（大型立體花材，必須將花拆成平面狀，再拼圖組裝後，方能轉拓印，小型花可視情況直接使用）。

步驟三、將完成的轉拓印胚布包，平放於通風陰涼處 24 小時，充分乾燥後，即可使用囉！等布包髒了，針對髒的部分使用中性清潔劑或刷子清洗即可，不要整個布包使用強力洗劑，或刷洗有顏料處，否則色彩較易脫落。

＊布品的選擇：隨布品的織布方式不同，布面會呈現不同的紋理，請依照使用目的挑選布品。

＊無論何種布品，在拓印前須先經過脫漿作業，否則顏料可能黏著困難，或出現水洗後易脫落的狀況。

✽ 製作重點

1. 取得的素材必須是不會脆化的狀態，才能進行轉葉拓。新鮮素材需進行「泡水」10-15 分鐘的保鮮及保水處理。

2. 壓克力顏料不添加任何水分攪拌（除了增加布品黏著度的「繪布輔助劑」外）。

3. 水彩筆使用前須先過水軟化，並用擦手紙按壓吸去水分（保持微微溼潤感即可）。

4. 葉片上色前，必須用擦手紙按壓吸去水分，才能進行上色，否則會稀釋壓克力顏料濃度，導致暈染。

5. 素材上色，須以「點」的動作上色，不可用「塗、畫」的方式（易導致素材破損，或留下顏料筆觸痕跡）。

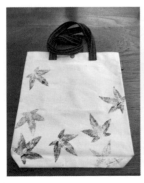
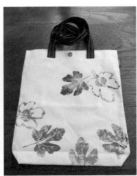
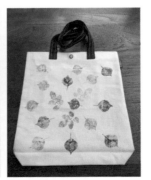

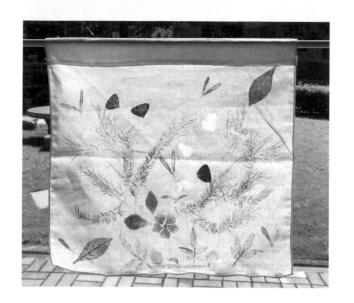

滾拓門簾

手 腕 部 穴 道 按 摩

❁ 門簾滾拓設計的概念

「空間」＆「美學」

　　1969年，日本東洋大學磯村英一教授提出三個空間概念，第一空間：「居住空間」、第二空間：「工作及產業活動空間」、第三空間：「戶外開放休閒場地」。以現在的空間來說，都市農業是市民生活的第三空間、校園景觀是師生日常的第三空間……等。

　　至於「美學」，古希臘三位哲學家提出了「美」的不同定義。蘇格拉底的美是「符合目的性，依存於事物的用途。」、柏拉圖的是「美與真、善是一體的，沒有區分，是人類的最高價值。」亞里士多德則是「美是秩序、勻稱和明確的。」

　　而我也認為提升生活空間美學，對人具有療癒的效益，也可

獲得正向能量的感知，增加社交話題，達到社交關係促進。因此，推動園藝花藝美學生活化，作為療癒活動的教案，是優雅過生活的第一步。而園藝治療則是，再搭配適合參與者的工具，及有健康促進的活動，例如滾拓，透過圓形滾石，邊滾邊按摩勞宮穴及手部穴點，同時也有活化手指間的效益。

✤ 園藝治療的連結

　　居家空間，增添一些引進綠意的療癒元素，這樣在疲憊一天或一週的忙碌後，窩在家中也可享受居家綠自然的療癒元素。

　　槌滾拓可啟動五官七感刺激，採用滾石拓印會刺激手掌心穴道按摩（勞宮穴等）、大小肌肉發展、手指間活化，增加對植物與自然親近的意欲與關懷，更可衍生家人間的互動關係建立。

　　滾拓之所以有趣，是因為可以在生活中尋找，並嘗試各種可能，皆是驚喜的發現，唯「革質類」植物不適合，因為表面蠟質封鎖了水分，例如福木、竹柏、樟樹、榕樹……在滾拓時，較有難度。

　　其實各類素材皆有其色素，只是我們有所期待，例如色彩彩度、色牢度等主觀需求期待，所以出現了「最適合的葉拓植物一覽表」，事實上，每一次嘗試都是驚喜，我認為這是滾拓有趣之處。也總是有人詢問固色方法、顯色方式？使用「媒染劑」是選項之一，除了化學物品外，粗鹽、醋都是可使用的天然材料，但也可能因為滾拓過程植物色素與布品間的牢固度不佳，導致浸泡媒染劑時暈開（或褪去部分色素），我個人還是覺得「天然的最好」，並信仰「任何園藝療癒的體驗，都不會傷害自然或是造成人類健康的威脅，並以此為設計體驗活動的初衷。」想想，人生又有什麼是可以永不改變的呢？褪色了，再去花園、戶外走走，遇見下一個美好吧！

材料

1. 生活周邊天然含色素的葉材、花、果實、莖（非革質的葉類含水量多，但多肉植物不適合）……………… 各類
2. 天然圓滾石 …………………………………… 1個
3. 透明資料夾 …………………………………… 1片
4. 擦手紙 ………………………………………… 1包
5. A4紙 ………………………………………… 1人5張（放在布與軟墊間，避免沾染之用）
6. 棉麻門簾 ……………………………………… 1組（2片）

工具

1. 週刊厚度雜誌（或事務用軟墊）1本
2. 剪刀1把（自備）
3. 泡水臉盆或其他可盛水器皿

✿ 製作說明

步驟一、採集素材，並立即做保鮮與保水處理。

步驟二、要使用的天然素材，輕擦拭表面水分後，擺放在布品上，再加上一片透明資料夾，就可以開始滾拓囉！滾素材會因為壓力，釋放出汁液，色素就會染到布上，打開前務必再針對葉或花材邊框加強滾，以確保圖形完整。

　　　　＊如果是果實，只需擠破、用蓋章方式按壓，無需滾喔！

　　　　＊立體花材必須將花拆成平面狀，再拼圖組裝而後滾拓

步驟三、將滾拓佈局完成的門簾掛起來即可！等門簾髒了，再下水洗囉！

BOX

＊ 布品的選擇：隨布品的材質與織布方式不同，布面會呈現不同的紋理，與色牢度不同，須依照使用目的挑選布品。

＊ 無論何種布品，在拓印前須先經過脫漿及整燙作業，否則滾拓色素可能黏著困難，或水洗色彩易脫落疑慮。

✿ 滾拓天然素材參考

以下是我個人體驗過的植物種類，供初體驗者參考。

蔬菜類：蘆筍葉、地瓜葉、蕹菜（空心菜）、秋葵葉、紅莧菜、蘆筍葉。

草花（含多年生木本）類：日日春的花（選鮮紅或桃紅花色轉印效果較佳）、扶桑花（大紅色）、波斯菊花瓣、金露的花（紫色）、仙丹花、牽牛花葉（含藤莖）、太陽花、向日葵、繁星花、玫瑰花、芳香萬壽菊的花……

草本（含多年生木本）葉類：野生台灣馬蘭葉（俗稱藍草）、蝶豆花之葉、芳香萬壽菊葉、蕨類（請選新鮮含水量多）、艾草、紫蘇葉（紅綠皆可）、洛神花葉、迷迭香、菊花葉、各式彩葉草。

果樹類：無花果葉、葡萄皮。

木本類：落羽松葉、楓葉、櫻花葉、馬拉巴栗、檸檬尤加利葉、構樹（野生）、柚木葉、金露花葉、福祿桐、西桐。

其他：三角西番蓮（葉有黑框尤佳）、蓖麻、春不老果實（熟成的黑色果實）、柏類。

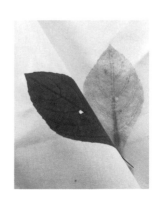

❀ 滾拓素材，採集素材後的處理方式

一、葉材類：當下進行清洗並泡水 10-15 分鐘後，瀝去水分保持溼潤狀態，即可立即使用。若不是立即使用，請裝入密封盒中，放置冰箱冷藏保鮮備用。

二、花材類：請過水漂洗後，輕甩去水分，即可立即使用。若不是立即使用，請裝入密封盒中，請勿堆疊損壞花朵，放置冰箱冷藏保鮮備用。

❀ 勞宮穴介紹

「勞宮穴」是人體穴位當中對心最好的穴位，常按摩有清心火、強心臟、養心降血壓的作用。現代人生活、工作壓力大，經常處於身心疲憊之中，這時適當按摩一下勞宮穴，可以加快血液循環，迅速消除疲勞。（原文網址：https://kknews.cc/health/8byk844.html）任何有益之事，都是適度就好喔！

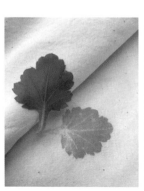
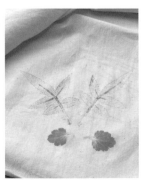
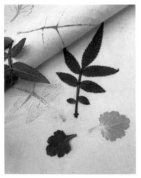
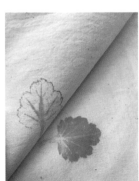

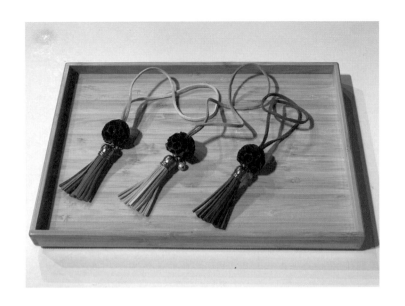

楓香變身趣

時 尚 防 蚊 吊 飾

✿ 逛公園、校園，原來這麼有趣

　　是不是常常看見這個長得像刺蝟的蒴果？它就是楓香，是世界上遺存至今最古老的樹種之一。它屬多花聚合果，種子成熟時，隨風而去，掉落到地上的球形刺果，可見一個個像小魚嘴巴的空室，挖空所有空室即可見其室室相通，所以有「路路通」之名號。餽贈即將展翅高飛的學子、業務人員……都包涵很好的意寓。

✿ 園藝治療的連結

　　在挖除空室的過程中，除了手部的刺激外，淡淡的清香氣味是它的回饋，因此命名為楓香。

　　挖的過程，可訓練專注力、耐心、手眼協調，算是較具難度的

教案。一個個清出雜物，像似清出心裡各種情緒的倉庫，清空了雜物，心中便豁然開朗。製作第一個時，可能抗拒或覺得無法勝任，但一回生二回熟，許多人後來愛上這樣的獨處時光。可以設計的作品款式很多，這次教案是把楓香蒴果做成「擴香器」。

BOX

＊ 挖空每個空室的過程，輕握楓香蒴果的微微刺痛感，也是一種觸覺刺激，若不耐疼痛，可以剪去小刺後，再用400號的砂紙輕磨後、再挖。

材料

1. 乾燥楓香蒴果 ································· 1個
2. 皮流蘇 ······································· 1個
3. 皮繩 ··· 1段
4. 小鈴鐺＋鐵環 ····························· 1組
5. 鐵絲 ··· 1段
6. 保麗龍膠
7. 400號砂紙

工具

1. 剪刀
2. 挫刀組（圓型、扁平型）

❋ 製作說明

步驟一、撿拾楓香蒴果並自然風乾備用。

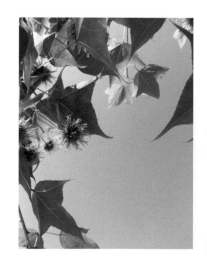

步驟二、將蓪果外的刺用剪刀剪去，之後以單邊剪刀刃插入單一空
　　　　室中，並旋轉刮除其中的小鱗片等。

步驟三、陸續清空每個空室，至洞洞相通後，清整外圍球型。

步驟四、將皮繩對折並以鐵絲固定做為引線，穿過下方，再以鐵絲
　　　　綑綁皮流蘇後，加少許保麗龍膠後，回拉固定。

步驟五、在蓪果上慢慢滴入4-5滴喜歡的精油，作品完成。

✿ 使用方法

可懸掛於包包、散發香氣，精油氣味散去時，再適量滴點即可。

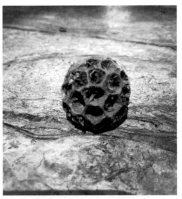

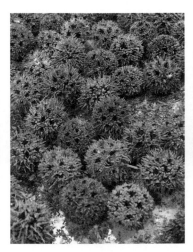

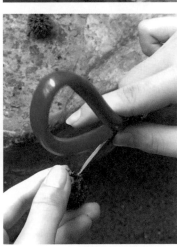

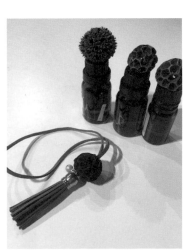

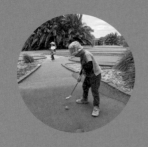

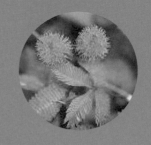

綠遊戲

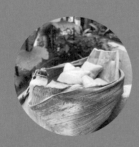

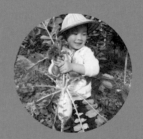

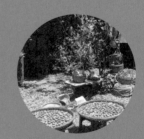

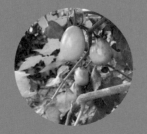

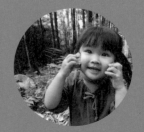

加齡生活介入園藝治療的
健康促進效益

以綠遊戲、景觀療癒為例

1. 日光浴。
2. 維他命D的生成。
3. 血清素的生成。
4. 生理感知的覺醒。
5. 有助於睡眠時序調節。
6. 創造運動（活動）的機會。
7. 空間感知：走出戶外有助於壓力減緩。調節季節性的情緒失調（SAD）。
8. 時間感知與季節感知。

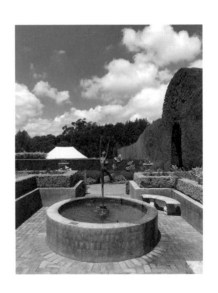

9. 提供參與者對話的機會。
10. 活化社交關係。
11. 增加對身邊事物的好奇與關懷。
12. 提升專注力（非自主性注意力啟動）。
13. 提升上下肢肌耐力。
14. 增加與其他生命體（植物、鳥、犬、昆蟲等）交會的機會。

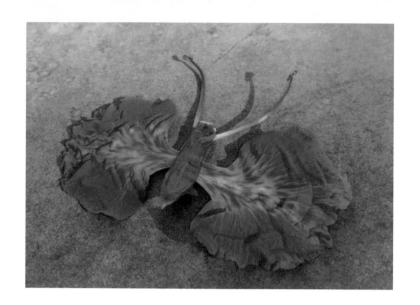

自然中找玩具1

鳳凰蝴蝶飛

🌸 鳳凰花開，驪歌響起

仰望天際時，鳳凰樹是台灣夏季景觀中很搶眼的一塊，總是可以在校園或公園看到它偌大的身軀。

在以前沒有太多玩具的年代，下課都在玩什麼呢？如果溜滑梯太遠、盪鞦韆有人、單槓沒力氣掛，那要玩什麼呢？

🌸 園藝治療的連結

鳳凰花除了告訴我們畢業季將到來，還有很多有趣的玩法。例如：無需工具，徒手即可以黏製成蝴蝶，壓在書本裡做乾燥花；黏在指甲上，當成巫婆的長指甲；如關刀的果莢則可玩刀光劍影遊

戲，或撿成熟掉落的種子玩拼圖，還有什麼樣的玩法呢？

　　除了過去的玩法，現在未熟成的果莢還可以當天然的不求人拍痧棒，或是猶如沙鈴的伴奏樂器。大自然中到處都有新奇好玩的遊戲或玩具，讓我們帶著家人，一起去自然中找玩具吧！

材料
遇見當天飄落的鳳凰花

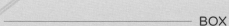
BOX

因為氣候變遷，花期不再只有在6-7月，北中南花期時間長短不一。

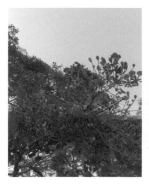
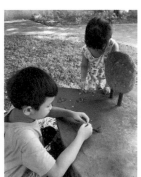
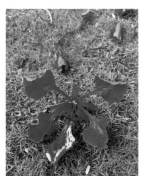
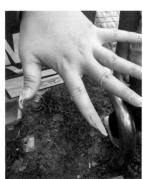

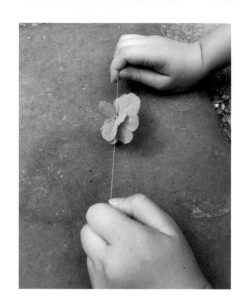

自然中找玩具2

酢 醬 草 拔 河 趣

✿ 自然中找玩具

　　當小孩都習慣或者以為，玩具就是在玩具專賣店中購買的，我們真的要審視並思考，當時代變得如此便利時，我們還可以給孩子什麼？

　　孩子在自然中可以做什麼？會做什麼？如果無法在自然中自然自處，或無法感受自然中有什麼有趣事物時，當然不會親近自然。

　　如何發現自然的有趣呢？真的要去問問阿公阿嬤們，小時候都玩些什麼？玩具打哪來？如何玩？……人若無法在自然中感到安適自在，那可能是過往經驗中與自然接觸太少，或者欠缺他人的引導

而無法在自然中發現無窮樂趣的頻率，果真如此，真的該來與自然好好掃個QRcord囉！

✽ 園藝治療的連結

加齡後的幸福感來源，除了自己的健康、心裡的自由、社交關係活絡、經濟自主……外，一部分也來自家庭關係。

凡事都是靠「經營」而來，家庭、婚姻也一樣，但親子間常因為缺乏話題，所以互動漸漸變少。因此，增進親子或隔代間互動的機會，是「高齡活化」、「親子關係」、「隔代間關係活化」的重要環節。然而，該如何落實於家庭生活中呢？一同出遊、增加一起完成共同事物的機會外，分享自然中可以隨地取材的遊戲，肯定是充滿話題與樂趣的。阿公阿嬤頓時成了童玩老師，讓大家圍繞著詢問，自己也藉此回憶童年樂趣，返老還童，光用想像的就感覺那一幕真幸福！

問問看家中長輩，小時候在學校、放學後都在做什麼？身處電視與資訊不發達的年代，可以享受生活樂趣的時間很多，發現自然資源的機會更多，徜徉自然中的時光美好又健康，大家不妨一起找回遺忘的童年之樂吧！

材料

1. 戶外、野地、花園中可能遇見的酢醬草兩片

✽ 製作說明

步驟一、選取酢醬草（老一點、粗壯點的），連基部拔起。

步驟二、基部輕折，保留中間一條細纖維，往葉片方向撕去，留下
　　　　細纖維。

步驟三、兩人都完成步驟二時，兩相互勾，兩葉勾住後，開始拔河
　　　　競技，先斷的就輸了。

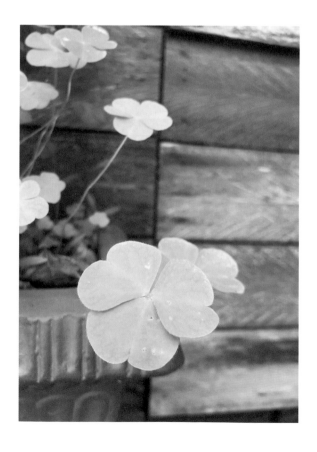

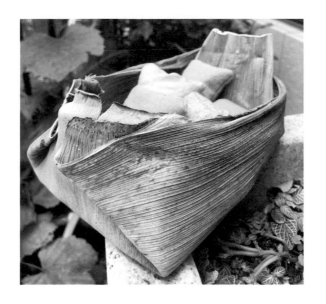

綠童玩自己做

檳榔染沙包趣

❀ 活化童玩樂趣自己做

　　沙包是長久流傳至今的手作童玩，也是手眼協調促進的鼻祖。是大家成長記憶中，社交活化的「桌遊」，流傳至今，依舊是老少皆宜的童玩。

　　內容物改用決明子，手感刺激更不同喔！（考量稻米的珍貴，意外發現決明子的手感真好）。

❀ 園藝治療的連結

　　製作沙包的布品先用檳榔染色，所以歷程是從戶外撿拾、剝取種子、破碎種子、熬煮染液、精煉布品、染布、晾乾布品、製成決

明子沙包。整個歷程可能歷經多日，但內心不斷為著一個目標而努力，是踏實的生活感受。

　　整個過程，不斷的決策，如果不是獨自進行，與友伴可有許多討論、腦力激盪的機會。

　　因為各種織布方式與布質差異，都可能影響最終的染色表現，因此運用這樣的布性，同一鍋染劑同時染不同的布，剛好創造出不同布色，就成了設計遊戲的選項（如同桌遊設計，原則自己設）。

　　在天然染的過程，體會色素取得不易的珍貴，每種材料就像每個人，都有自己的個性、屬於自己的特質，生命本來就是多樣的，理解就更懂得包容。

材料

1. 撿拾的成熟檳榔果實（種子）
2. 各式原色胚布
3. 乾燥決明子
4. 縫針、線

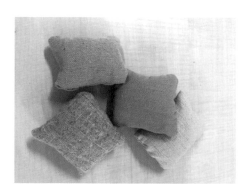

工具

1. 剪刀
2. 鍋、爐
3. 榔頭

* 需撿拾成熟落地、已經纖維化乾燥的果實,而非新鮮的果實。
* 沙包尺寸約5×5cm,依照使用對象不同,可以縮小尺寸。

✽ 製作說明

步驟一、剝去檳榔外部纖維,取出種子。擊碎種子(因為種子很堅硬,可先浸泡軟化後,再以廢棄果汁機處理。或是直接放在布袋中,以榔頭慢慢擊碎。)

步驟二、將種子、水以1:4的比例熬煮出檳榔染液。
染液萃取方式:水滾後,以小火慢熬煮50分鐘之後,關火待降溫後,取出染材(檳榔子)並過濾後備用(檳榔籽是色素很足的染材,煮過的不要丟棄,還可繼續熬煮取染液)。

步驟三、將被染物(布品)先進行精煉作業(若沒染布經驗者,精煉作業改以鹼性清潔劑清洗布品後,晾乾備用,染布前,須下水浸潤布品後擰乾。如果馬上要進行染布,就只要確認洗潔劑已經洗滌乾淨,擰乾水分即可進行染布作業)。

步驟四、將常溫染液慢慢加溫到約30-40度,依序放下染布,中小火持續攪拌至沸騰後,繼續煮染20分鐘後關火,布品放在染液中,直至降至常溫後取出,其間要翻動布品,才會染色均勻避免色斑。

步驟五、取出染布以清水「漂洗」2-3次,目的是清去表面雜質即可,因為染色尚未穩定,切忌水流直沖,會影響染布的色牢度。擰乾後攤平垂晾,擺放至通風陰涼處晾乾後,即可縫製成沙包。

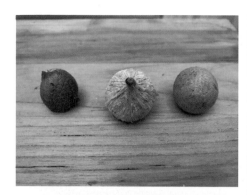

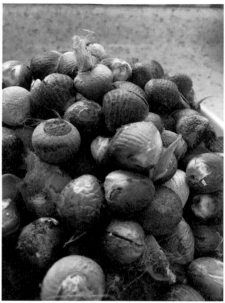

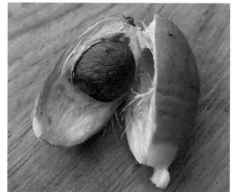

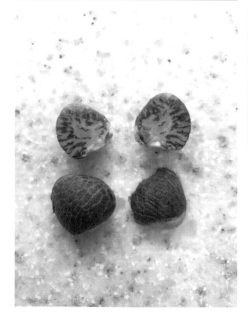

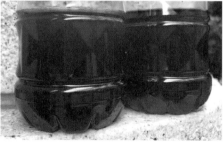

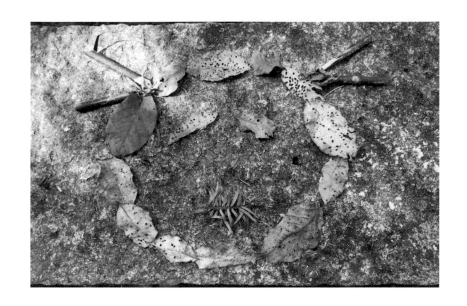

我的心情臉譜

心 裡 話 說 出 來

❀ 心裡話說出來

　　心裡話可以說出來，當然很好，但有時就是無法「說」出來。「說」出來可以是口述，也可能是文字，但對於「說不出來」、「寫不出來」時（對象），還有哪些方法？「畫出來」、「拼出來」或許都是一種表達方式，可以提供多元的情緒表達方式，是讓人開始「學習」說出心裡話的敲門磚。

❀ 園藝治療的連結

　　善用自然環境中的天然素材，作為活動或自然中的遊戲，是親近自然、接收自然療癒力的零元經濟，不需花錢，也不破壞自然環境，是很值得推動的活動。

但是執行時，還是需要提醒注意原則，建議還是以「撿拾」的材料為主，避免攀折新鮮花木，珍惜並同理植物成長歷程，疼惜植物當下的美好狀態，是園藝治療的精神之一。而且唯有先對自然的一切心存感恩，敬愛大地，才能從心發出善的心念，用真善美的五官七感遇見自然療癒力。

若因故無法移動戶外，可以改採事前戶外取材，於室內進行，活動結束後，天然素材再回歸原地。

此教案也可運用於心理諮商，作為諮商歷程的媒材。

——— BOX ———

這個教案活動，無論校園、公園、花園、綠地，都可以進行。活動結束後，大地素材一樣回歸大地，好的情緒、不好的情緒都可以在活動後，進行情緒重整。

材料

1. 戶外、野地、花園中，當下遇見的任何天然素材。

✽ 製作說明

步驟一、課程規劃前，應先確定上課場地周邊，是否有戶外空間以及天然素材（舉凡沙、土、落葉、樹枝、石頭、種子、果莢……等天然素材）。尚須考量活動當時季節、時間的氣候條件、移動的場域，是否舒適且安全。

步驟二、教室內先進行課程的引導與活動說明。

步驟三、採分組活動方式，避免落單。

步驟四、助教應進行側拍，請大家將自己的「心情臉譜」拍下，並安排分享（分享方式，可依照現場條件、設備及時間等相關條件進行規劃）。

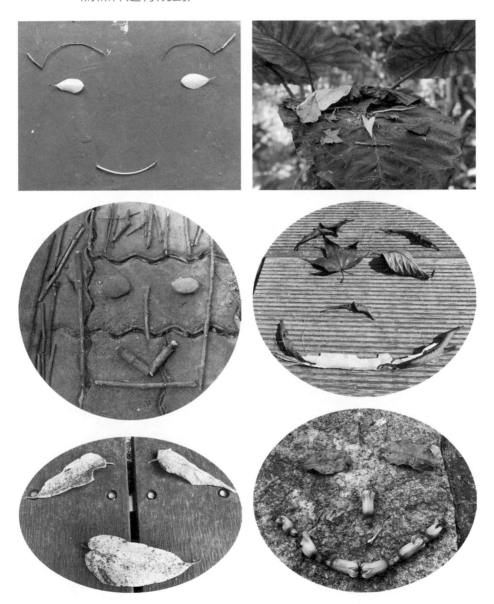

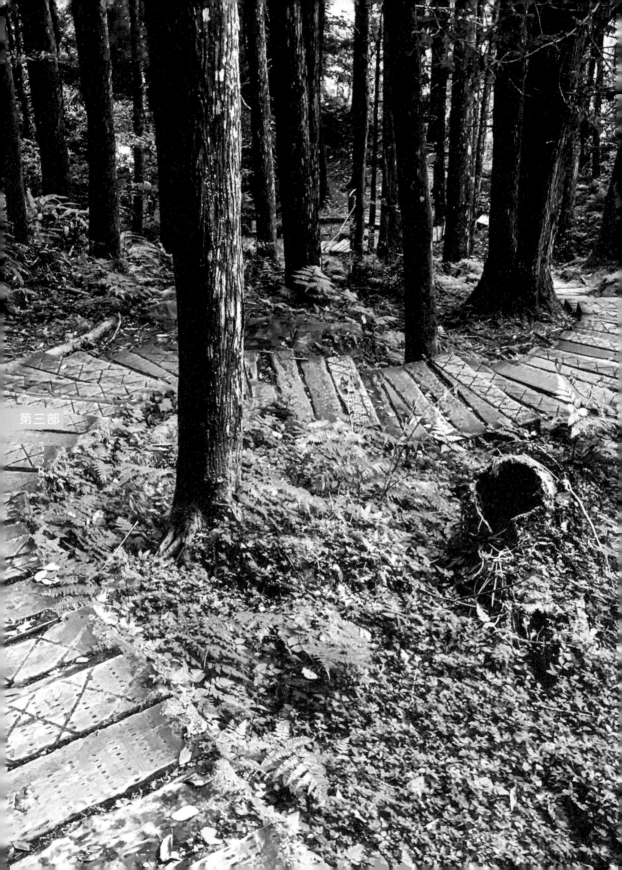

漫步森林療癒

　　進入森林前，您可以準備好「放空」＋「好奇」的心情，並請開啟「五官七感」，好好感受森林想要給您什麼？即將遇見什麼？

森林的香味、
森林中的光與風景、
樹木的果實及葉的氣味、
陽光灑落樹葉間的溫暖、
微風徐徐的舒暢感、
潺潺流水聲、風聲、小鳥嘰嘰喳喳的聲音……

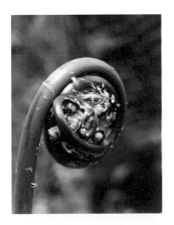

進入森林啟動自我療癒的撇步：
「請讓森林對您做什麼，不是您想在森林做什麼喔！」

為何進入森林什麼事都不做，即可獲得身心靈健康的療癒能量呢？因為森林中，放眼所見皆是蒼綠的植物，呼吸中充滿了「芬多精」、「負離子」等，但前提是您所在的是「健康森林」，才能自然而然透過五官七感獲得健康。

什麼是「健康森林」呢？

森林需經過實地勘查，符合各國審查的條件分級，具有級數評比認定。

健康的森林中，陽光可以灑落進來，除了喬木，下方的矮灌、苔蘚、地衣生物，都因有陽光滋潤而成長。在健康森林中，因為植物釋放出芬多精（特定樹種才有，芬多精含量各有不同，一般而言，針葉林的松杉柏檜類在芬多精的質與量上，都是植物中含量較高），可讓環境處於殺菌狀態，保護了植物本身，悠遊其中的人們，也可以在森林中自然接收到天然芬多精的益處，所以在健康森林中，被蚊蟲叮咬的可能性其實很低。

「負離子」在哪裡？

一般而言，如果有水源撞擊水花處，負離子較高。舉凡瀑布、溪水、噴泉等撞擊出的水花，經過植物光合作用製造出新鮮氧氣，以及太陽紫外線的作用等，都可以產生負離子。

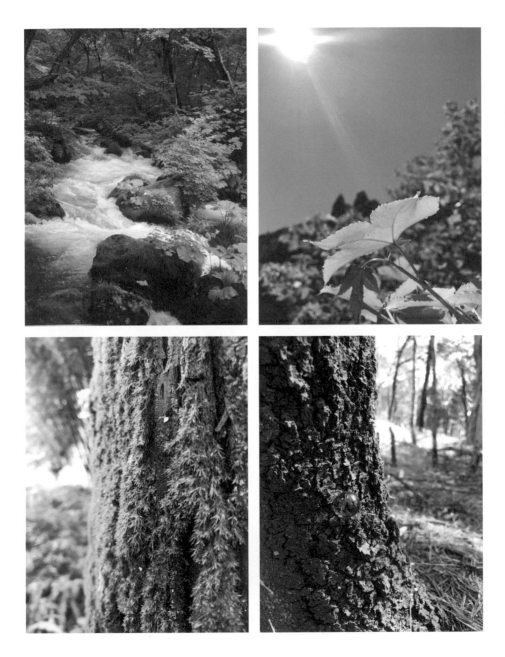

植物及自然景觀上色彩繪

　　人一生中，從小到大，遇見無數的自然景物，其實都深藏在記憶中，不妨透過色筆上色，一一將記憶中的美好呈現。

　　帶領者應以「引導想像」產出的方式，誘發繪圖者內在恣意奔放的意念。色彩沒有標準答案，大自然時而濃妝豔抹，時而清新淡雅，大家各有所好，沒必要限制太多，只要作者喜歡就可以。

　　在圖面上色中，透過畫面，視覺引導思緒，將思緒帶入記憶倉庫中，尋找（回憶）記憶中的植物（風景）顏色，再選用色筆，這是第一階段的「決策」，手眼協調與握筆、下筆力道等精細動作，可讓手指間、手腕部在上色過程獲得整體的協調活化。

＊「決策」：即是腦部活化的戰略。
＊「想像力」：使用想像中的色彩也無妨，紙上是盡情揮灑的空間，人生有太多的規矩與束縛，就在紙上天馬行空悠遊、發現不一樣的自己吧，讓內在的自我療癒、自在。

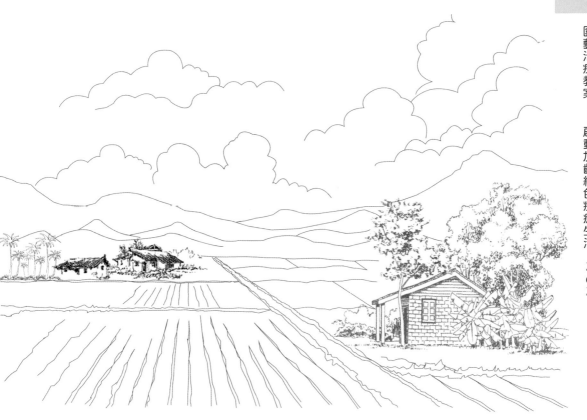

圖畫繪圖原創設計者：鄧鈞旭

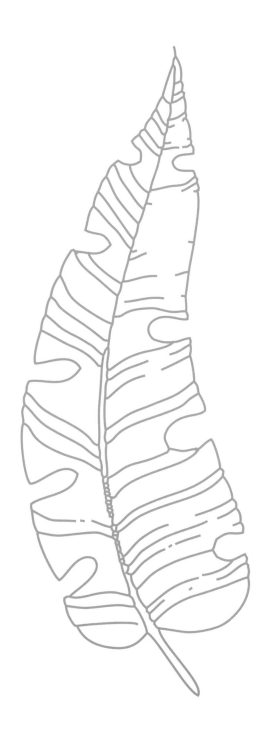

山蘇葉

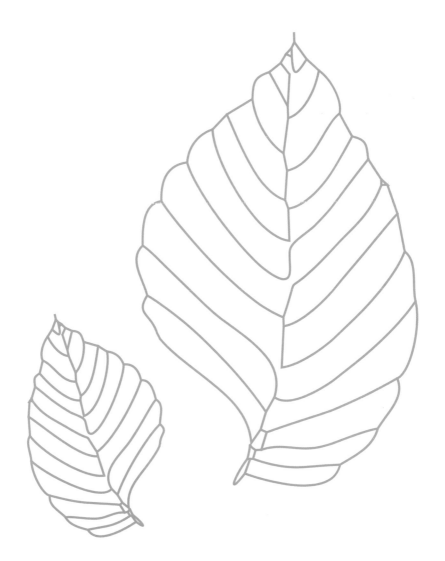

麵包樹

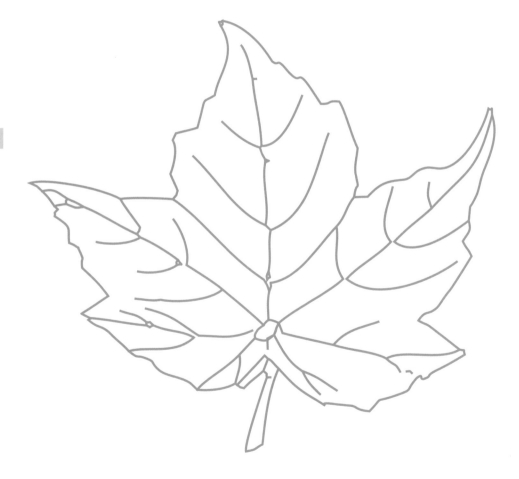

法國梧桐

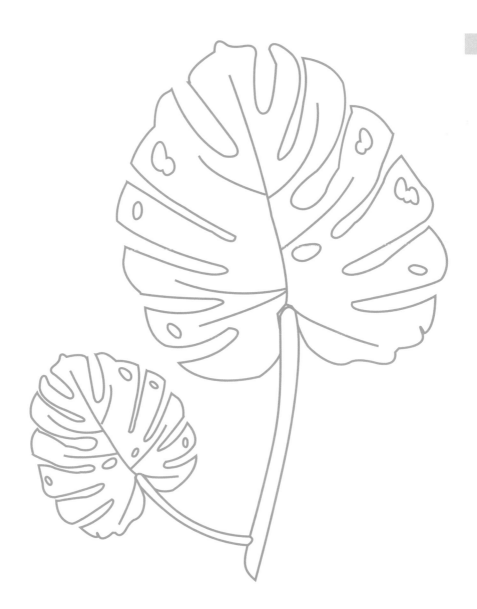

裂葉蔓綠絨

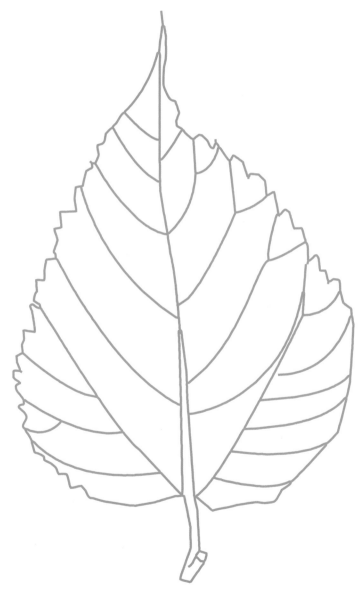

桑椹葉

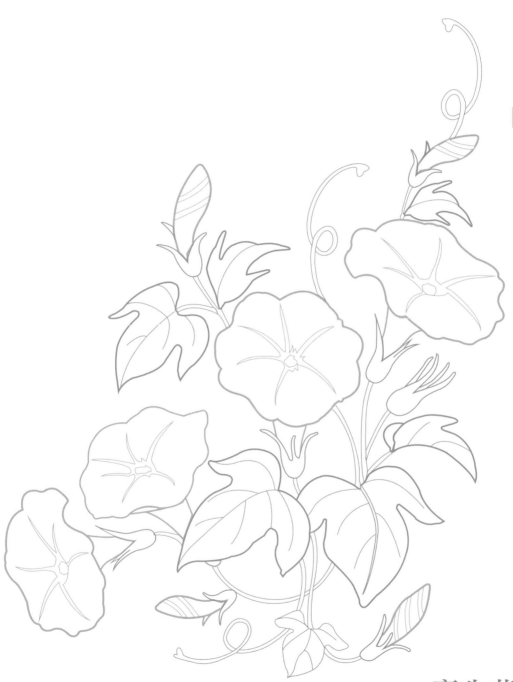

牽牛花

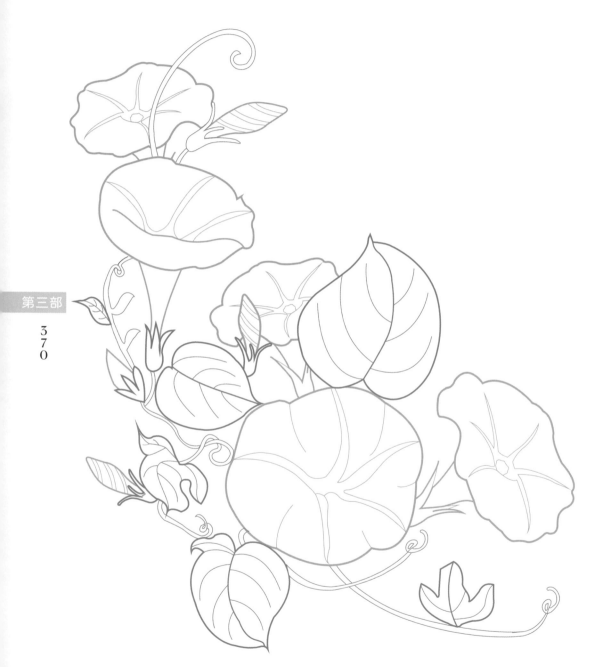

牽牛花

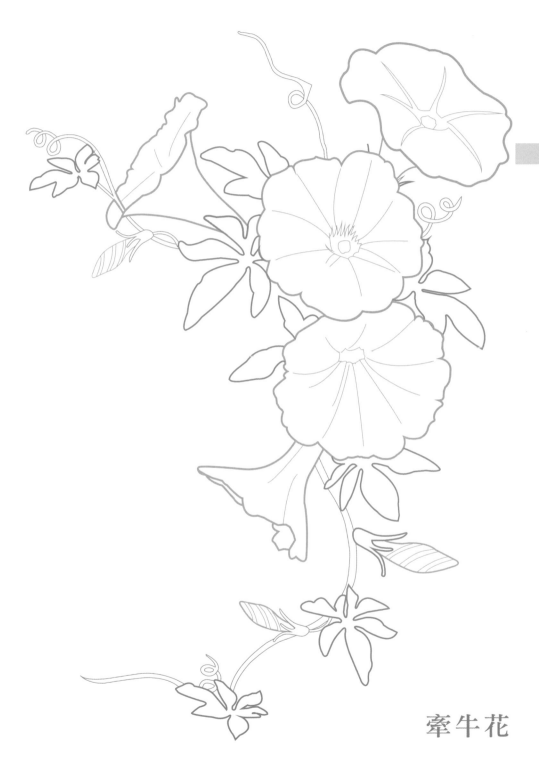

牽牛花

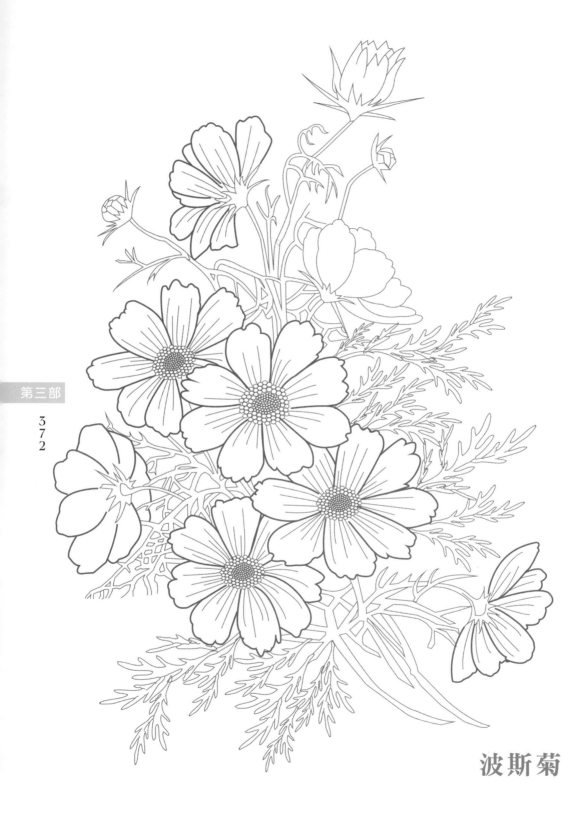

波斯菊

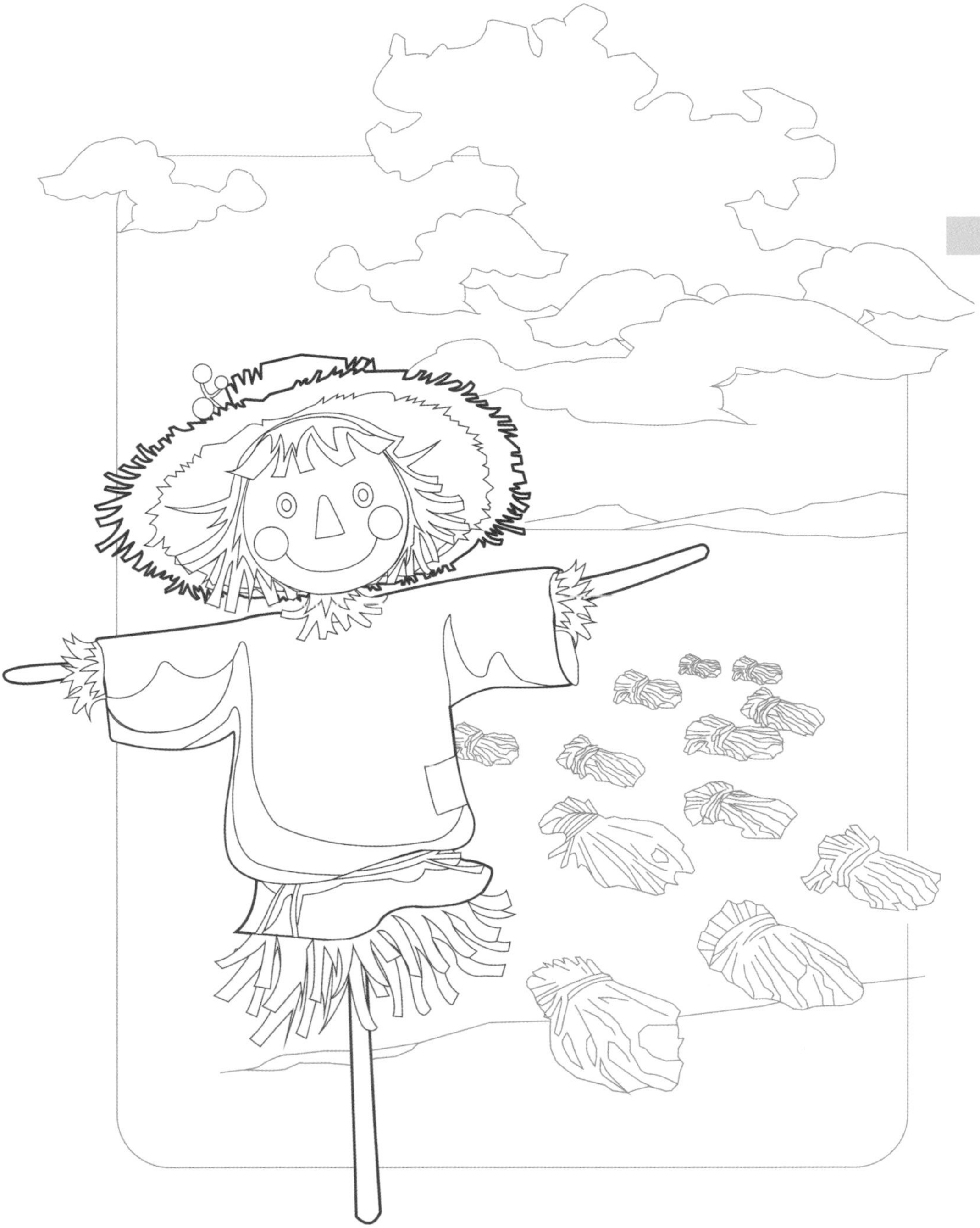

城市裡的出走

讓生命彼此交會，感染生命的能量

出走，從室內到戶外，心情會跟著空間改變而改變，感受空間的寬闊，心也跟著自然開展，出走戶外讓心自由吧！可以從居家周邊的開放空間開始出走（綠意覆蓋的空間優先），例如到公園、校園、中庭，五官七感會帶領我們感受或發現什麼呢？運動中的人、嬉戲歡笑的小孩、天空的氣象變化、綻放美麗的植物、撲鼻的植物花香、池中悠游的魚兒、跳耀樹枝的松鼠、有趣的公共藝術……。

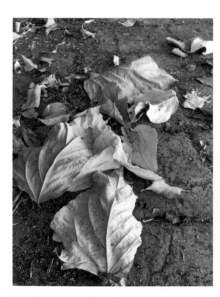

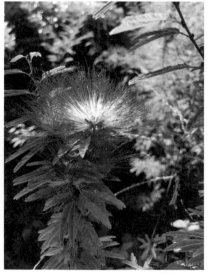

滿地落葉自成堆，就是這麼美！

正中午的陽光，打在粉撲花兒上，穿透如紗──就是這個光！

出走地點可以是家中花園、社區中庭、鄰里公園、校園，或到更遠的森林、溪谷、海洋，拜訪不同城市、不同國度，體驗不同的在地文化，幸運的話，還可能結交到志趣相投的朋友……這些，都是啟動「出走」後可能的歷程。

　　公園中奔跑的孩子、寵物、飛舞的鳥類……，這些活力無限的生命，會讓觀看者也感染他們的生命力；作為一個觀賞者，一樣可以感受生命的美好，不要因為體力限制了心，排除行動阻礙（行動、交通移動），盡情享受休閒遊憩療癒吧！

　　關上電視、關上電腦、收起手機，出去走走吧！

秋天的街道，滿是詩情畫意的秋意

　　分享我在秋天假日外食的午餐後，步行回家，和孩子一路欣賞的秋意街道之美。

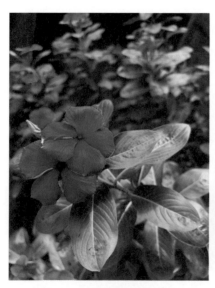
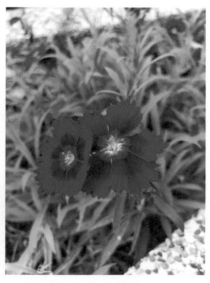

紅滋滋的日日春，滾拓在布上，不知會變成哪種顏色？

隨風搖曳的石竹，終於拍到你！等風停等了好久（今日風很大）。

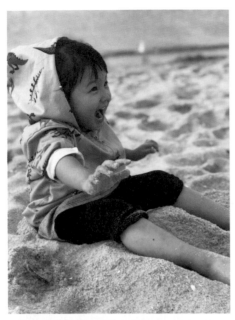

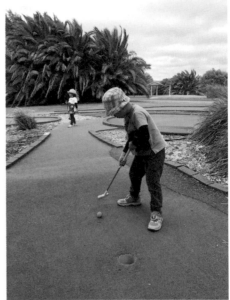

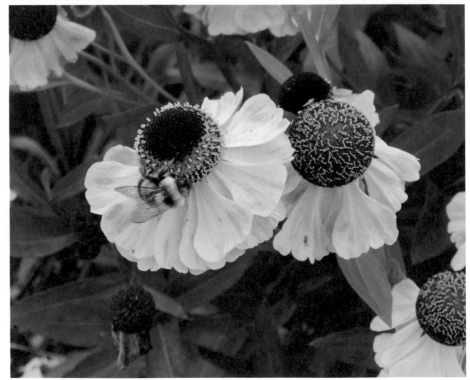

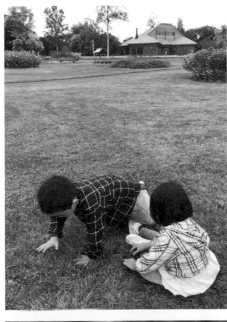

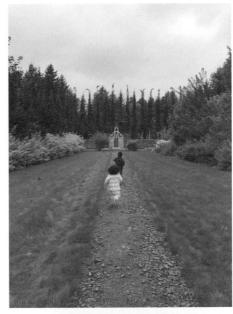

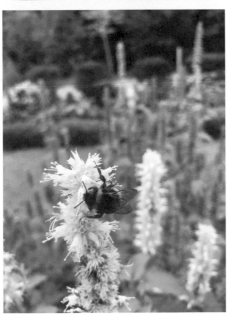

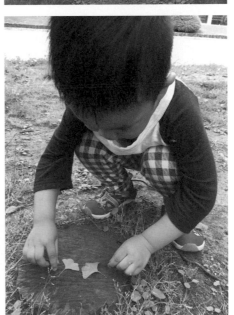

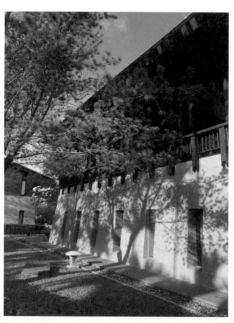

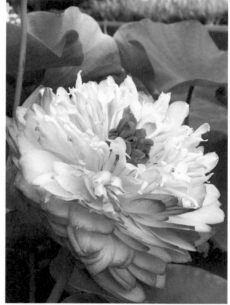

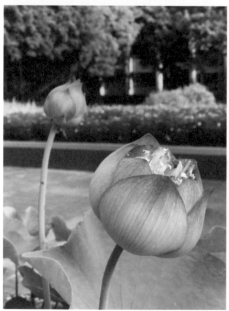

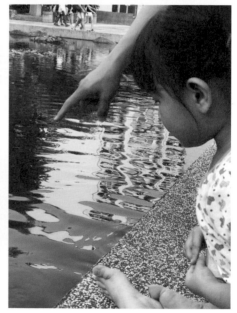

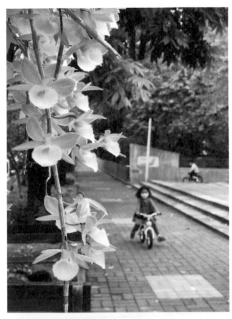

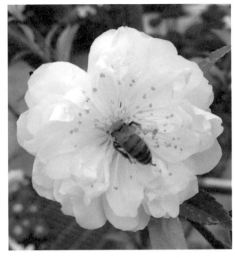

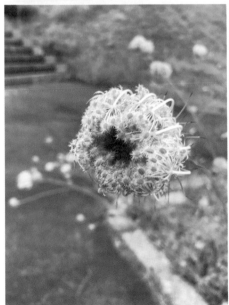

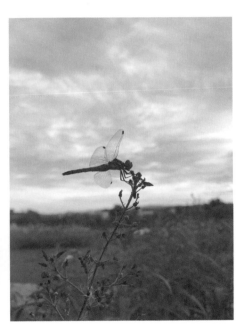

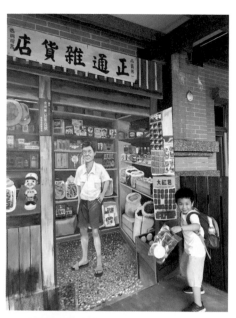

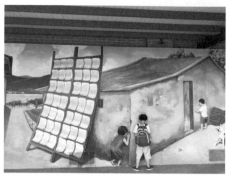

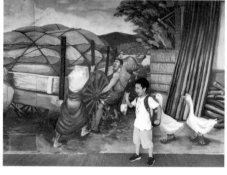

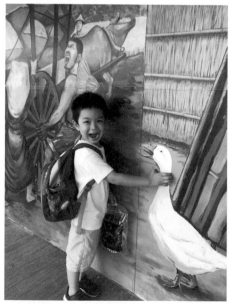

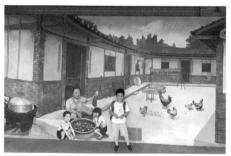

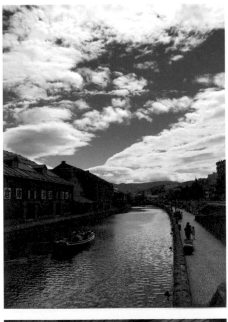
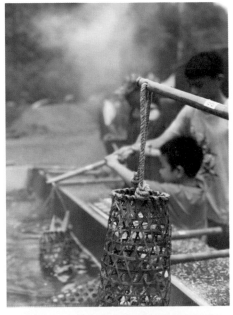
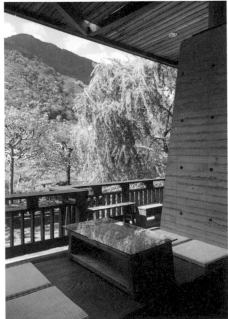
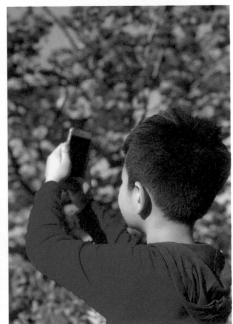

景觀療癒

請您跟我這樣做

　　人身處在綠意覆蓋的環境或親近自然環境的場域，甚至只是人在室內往窗外眺望，就有機會與自然界的美好相遇。有意思的是，就算同一個地點，隨著季節、身邊陪伴的人、一天中的不同時間，所見也不盡相同。然而，自然中的風景、生物、氣象變化，每一次遇見的當下都是一期一會。

　　就是這樣自然而然的，「景觀療癒」觸動了我們的五官七感、共鳴感動，留下美好的記憶，身心也在放鬆狀態下，獲得療癒，並促進正向情緒與身體健康。有趣的是，就算大家一起在同一個自然空間中，我們也會各自遇見不一樣的當下，這就是「景觀療癒」的獨特之處。每一個瞬間，用五官七感記錄外，隨著科技的發達，我們有了相機、手機、錄影機可協助記憶記錄，並輔佐回憶、增加了與人分享的素材；再加上現今網路的便利，家人、友伴間的分享更為快速即時，讓觀看者彷彿也親臨現場般。

　　透過了照片，我們發現別人眼中的世界，同時也分享自己所見的美好，因為「分享」，人與人之間的話題增加，多了交流的機會，社交關係自然獲得促進。

發現別人不同的視點、共鳴。除了自己的觀點外，偶爾嘗試用不同角度看世界吧，世界會變得更有趣喔！

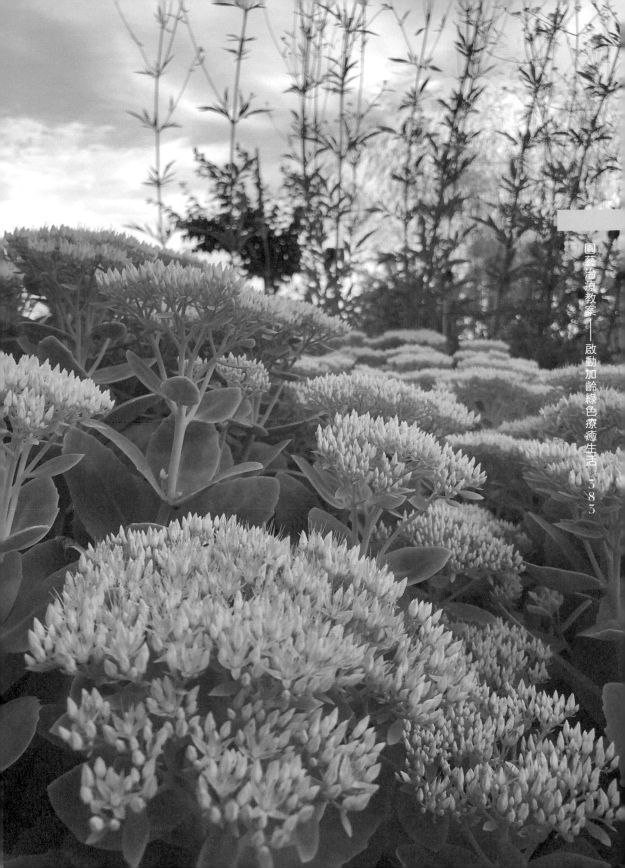

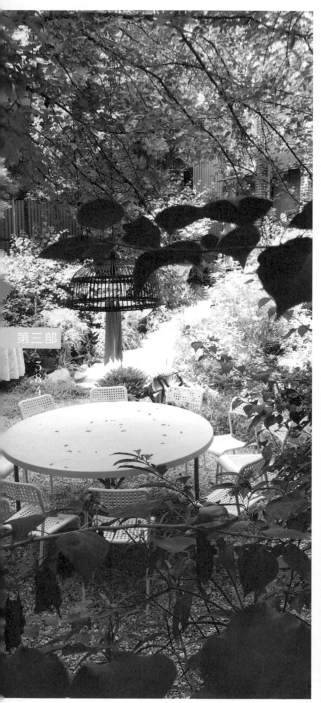

第三部

388
4

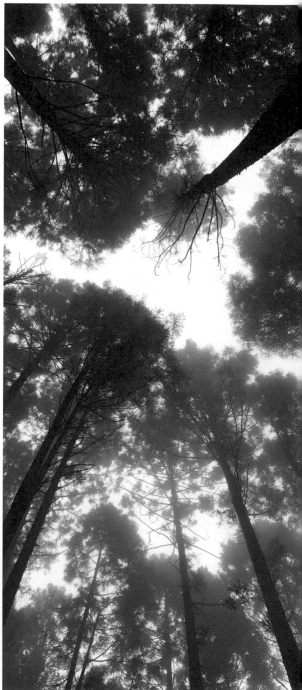

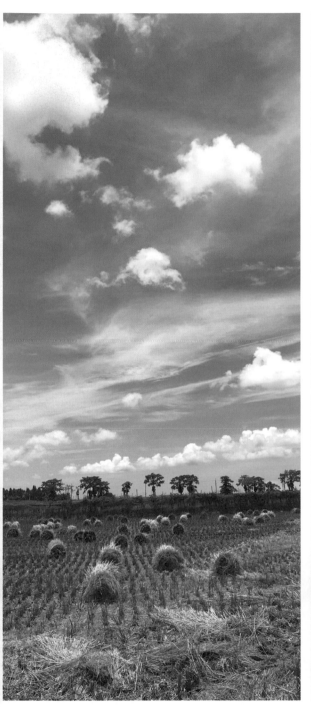

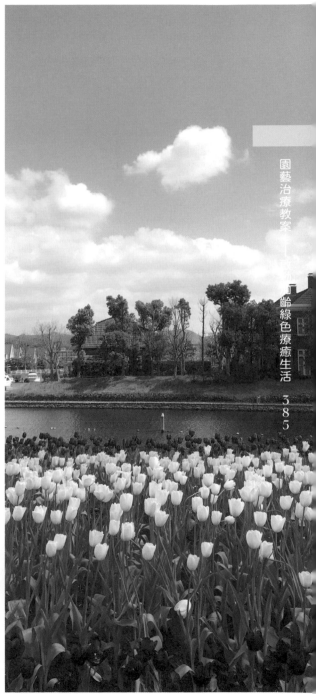

我的開心農場，
什麼都有什麼都不奇怪

隔代園地，守護家人健康

「自己種菜自己吃」已是這個年代很時尚的生活方式，全球都走在這個潮流之中。回歸「自給自足」的農村生活方式（樣貌），除了吃得安心健康、縮短食物里程、食農教育等，還可分享自己栽種的蔬果，更是家庭親友間關係活化的好所在。

無論是否有自有農地，皆可以試行這種健康生活方式，例如租城市中的農地當個城市農夫、在自家陽台花園種植，又或是在大樓頂樓開闢空中菜園，也成了近年來建商的售屋亮點，可見大家都走在流行之中，「我家菜園」已經蔚為一種風尚品味。

雖然，農村高齡化、人口外流的話題依舊沒停過，但農村開始出現返鄉青年；城市居住的小孩，也開始喜歡體驗踩踏在泥土上的觸覺感知（自然博物觀察智慧，啟動多元智能等，幼兒教育趨勢的影響）。

因為植物，隔代間多了新的連結可能。在菜園裡，阿公阿嬤是金頭腦博士，有問必答，一來一往間，隔代話題不間斷。正因為孫子會來玩耍，為了安全考量，當然不會採慣行農法、也不會噴灑農藥，有機無毒栽種因此從「愛」出發。

在菜園裡、農田裡玩什麼呢？

好玩的可多勒！灌蟋蟀、發現食物的成長樣貌、體驗採收蔬果樂趣、學習辨別蔬果成熟樣貌、感覺統合練習、大小肌肉訓

練、環境覺知能力提升、親眼見證生態間的連結、生命教育、環境教育、飲食教育、生命成長與期待、食農教育……這就是一個大自然教室的概念囉！

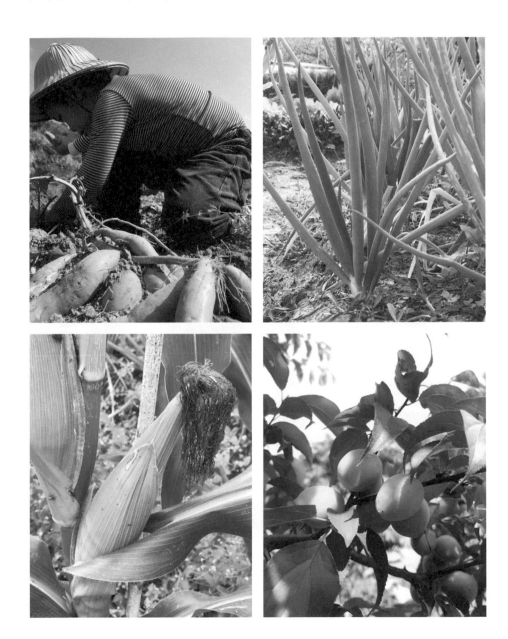

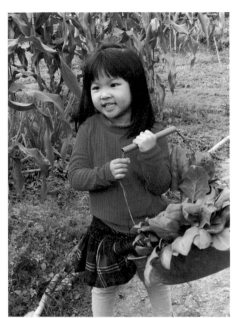
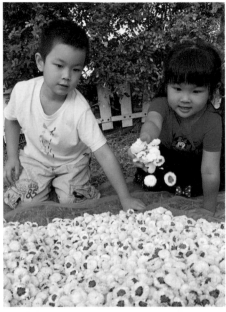

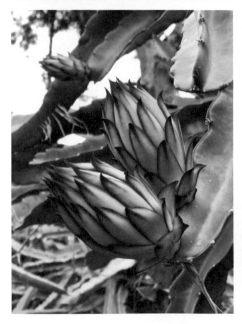
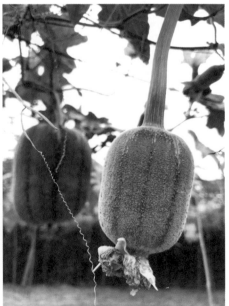

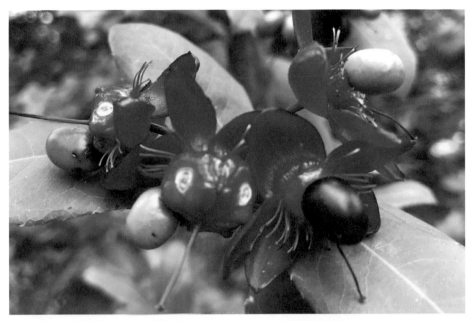

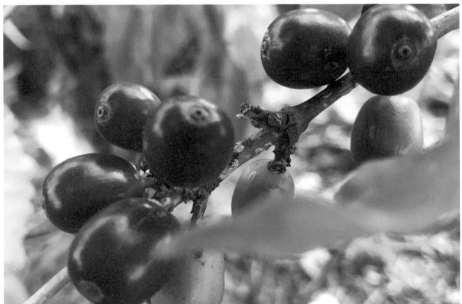

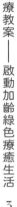

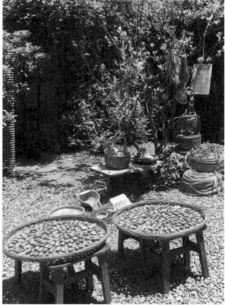

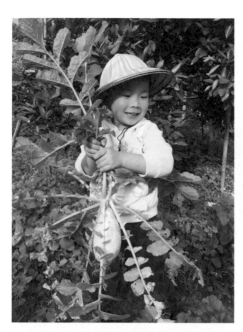

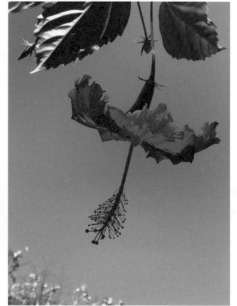

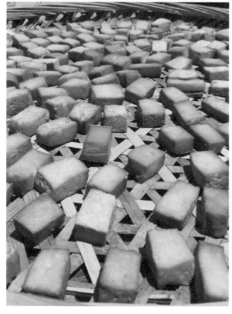

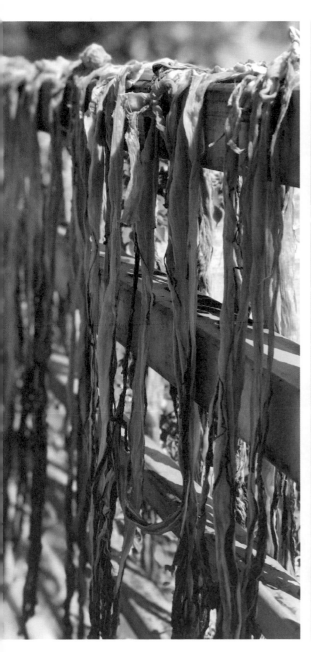

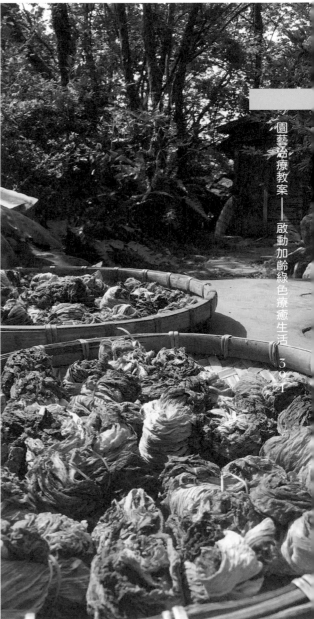

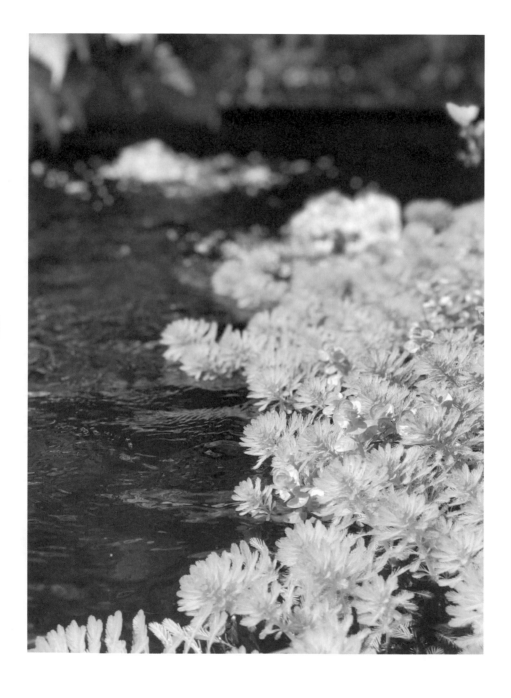

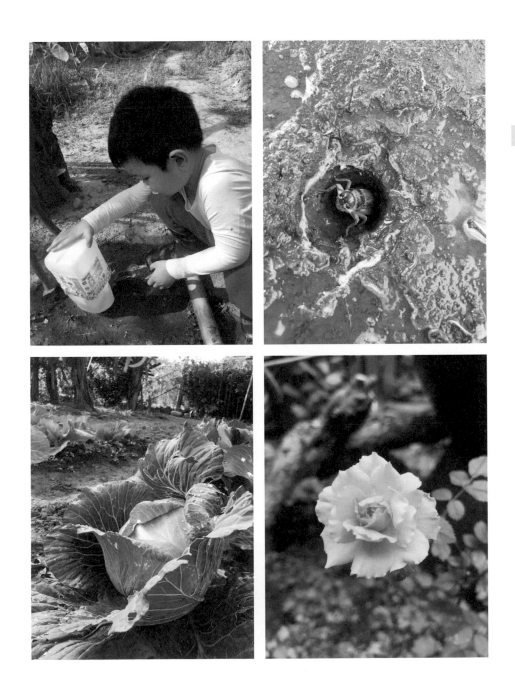

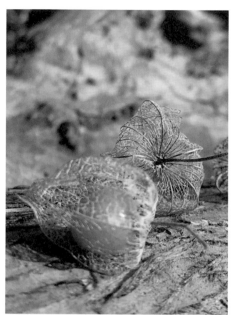

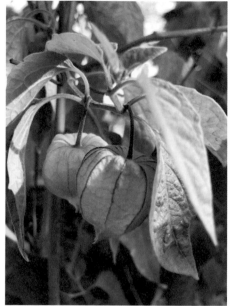

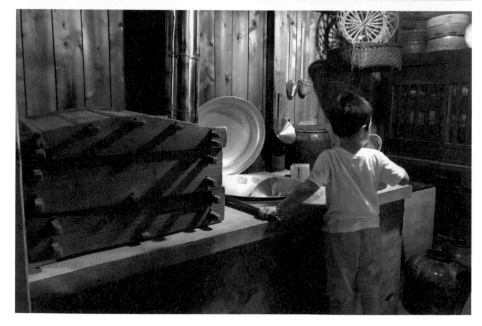

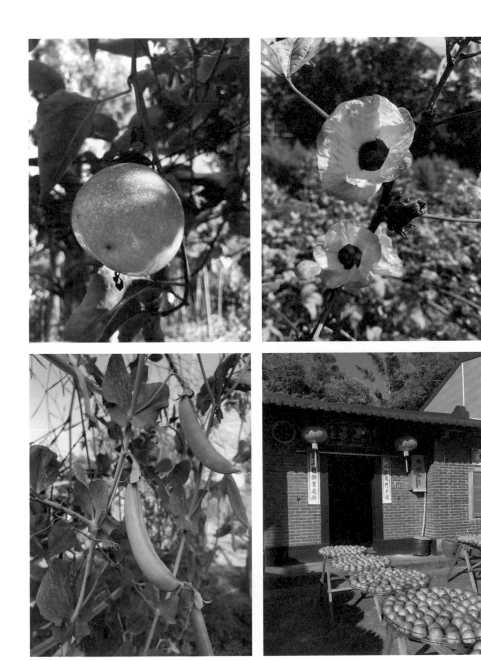

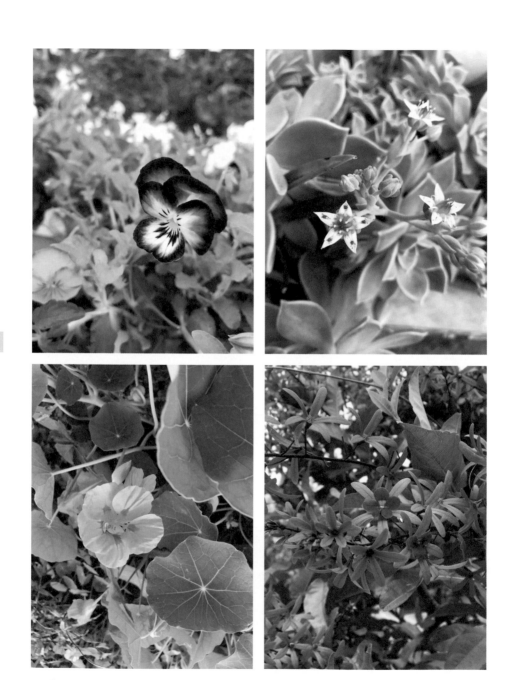

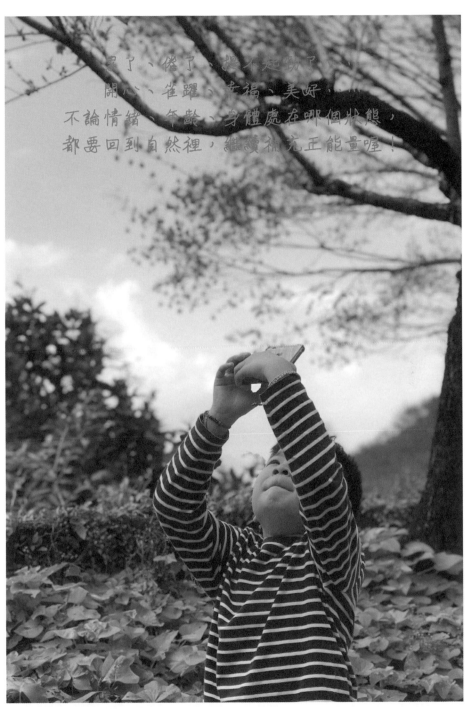

累了、倦了、提不起勁了⋯⋯
開心、雀躍、幸福、美好⋯⋯
不論情緒、年齡、身體處在哪個狀態，
都要回到自然裡，繼續補充正能量喔！

加齡園藝治療教案「健康促進目標」總表

序號	分類	實作教案名稱	頁碼	啟動正向情緒					延緩大腦退化		
				新奇有趣	有用感	滿足感	成就感	幸福感	短期記憶	決策	學習力
1	綠栽培類	日式苔球	248	★	★	★	★	★	★	★	★
2	綠栽培類	火龍果種子森林盆栽	251	★	★	★	★	★	★	★	★
3	綠栽培類	我的淘氣娃娃（3款）	254	★	★	★	★	★	★	★	★
4	綠栽培類	打造我的療癒花園	257	★	★	★	★	★	★	★	★
5	綠栽培類	冥想花園枯山水	261	★	★	★	★	★	★	★	★
6	綠栽培類	過年蘭花福袋設計	264	★	★	★	★	★	★	★	★
7	綠栽培類	隔熱桌墊變身多肉之星	268	★	★	★	★	★	★	★	★
8	綠栽培類	哈利波特種子帽（2款）	271	★	★	★	★	★	★	★	★
9	綠飲食類	香蘭健康蒟蒻凍（2款）	276	★	★	★	★	★	★	★	★
10	綠飲食類	黑棗醋	280	★	★	★	★	★	★	★	★
11	綠飲食類	肉桂迷迭香Q豆干	283	★	★	★	★	★	★	★	★
12	綠飲食類	香草捲餅	287	★	★	★	★	★	★	★	★
13	綠飲食類	醃漬香草橄欖油	290	★	★	★	★	★	★	★	★
14	綠飲食類	洛神蜜餞	293	★	★	★	★	★	★	★	★
15	綠飲食類	新鮮香草青茶品茗（5款）	296	★	★	★	★	★	★	★	★
16	綠藝術類	德國貼畫（2款）	302	★	★	★	★	★	★	★	★
17	綠藝術類	迷迭香芳香花環	310	★	★	★	★	★	★	★	★
18	綠藝術類	菜瓜布聖誕圈	313	★	★	★	★	★	★	★	★
19	綠藝術類	過年招財進寶門飾	317	★	★	★	★	★	★	★	★
20	綠藝術類	愛心編織香草香包	320	★	★	★	★	★	★	★	★
21	綠藝術類	浪漫提籃盆花設計	323	★	★	★	★	★	★	★	★
22	綠用品類	天然香草精油膏（3款）	328	★	★	★	★	★	★	★	★
23	綠用品類	葉拓我的手提包（3款）	332	★	★	★	★	★	★	★	★
24	綠用品類	滾拓門簾	336	★	★	★	★	★	★	★	★
25	綠用品類	楓香變身趣	341	★		★	★	★	★	★	★
26	綠遊戲類	自然中找玩具1（鳳凰蝴蝶飛）（6款）	346	★			★	★	★	★	★
27	綠遊戲類	自然中找玩具2（酢醬草拔河趣）	348	★			★	★			
28	綠遊戲類	綠童玩自己做（檳榔染沙包趣）（2款）	351	★					★	★	★
29	綠遊戲類	我的心情臉譜（7款）	355	★					★	★	★
30	綠遊戲類	漫步森林療癒（5款）	359	★		★	★	★	★	★	★
31	綠遊戲類	植物及自然景觀上色彩繪（11款）	362	★	★	★	★	★		★	★
32	綠遊戲類	城市裡的出走（28款）	374	★		★	★	★	★		★
33	綠遊戲類	景觀療癒：請您跟我這樣做（5款）	382	★	★						★
34	綠遊戲類	我的開心農場（32款）	386	★	★	★	★	★	★	★	★

提高生活品質（生活型態）					活化身體適能				其他						
作業流程規劃	增加戶外活動	社交關係活化	健康飲食	增加親近自然的機會	手腕部活化	手指間活化	上肢肌力	下肢肌力	美學感提升	建立短期目標	情緒出口	專注力提升	親子關係活化	活動意欲提升	懷舊
★	★	★		★	★	★		★	★	★	★	★	★	★	
★	★	★		★	★	★		★	★	★	★	★	★	★	
★	★	★		★	★	★		★	★	★	★	★	★	★	
★	★	★		★	★	★		★	★	★	★	★	★	★	
★	★	★		★	★	★		★	★	★	★	★	★	★	★
★	★	★		★	★	★		★	★	★	★	★	★	★	
★	★	★		★	★	★		★	★	★	★	★	★	★	★
★	★	★	★	★	★	★	★	★	★	★	★	★	★	★	
★		★	★	★	★	★		★	★	★	★	★	★	★	★
★	★	★	★	★	★	★	★	★	★	★	★	★	★	★	★
★	★	★		★	★	★		★	★	★	★	★	★	★	★
★	★	★		★	★	★		★	★	★	★	★	★	★	★
★	★	★	★	★	★	★	★	★	★	★	★	★	★	★	★
★	★	★		★	★	★		★	★	★	★	★	★	★	★
★	★	★		★	★	★		★	★	★	★	★	★	★	★
★	★	★		★	★	★		★	★	★	★	★	★	★	★
★		★		★	★	★		★	★	★	★	★	★	★	★
★		★		★	★	★		★	★	★	★	★	★	★	★
★	★	★		★	★	★		★	★	★	★	★	★	★	
★	★	★		★	★	★		★	★	★	★	★	★	★	
★	★	★		★	★	★	★	★	★	★	★	★	★	★	★
★	★	★		★	★	★	★	★	★	★	★	★	★	★	★
★	★	★		★	★	★	★	★	★	★	★	★	★	★	★
★	★	★		★	★	★		★	★	★	★	★	★	★	★
★	★	★		★	★	★		★	★	★	★	★	★	★	★
★	★	★		★	★	★		★	★	★	★	★	★	★	★
★	★	★		★	★	★		★	★	★	★	★	★	★	★
★	★	★	★	★	★	★	★	★	★	★	★	★	★	★	★

LOHAS・樂活

加齡的自然療癒力：34類130個五官七感體驗，啟動植物帶給你奇妙的療癒能量！

2021年5月初版　　　　　　　　　　　　　　　　定價：新臺幣620元
有著作權・翻印必究
Printed in Taiwan.

著　　　者	沈　瑞　琳
叢書主編	林　芳　瑜
特約編輯	陳　文　君
內文排版	立全電腦公司
封面設計	鄧　宜　琨

內文頁363-373繪圖：鄧鈞旭

出　版　者	聯經出版事業股份有限公司	副總編輯	陳　逸　華
地　　　址	新北市汐止區大同路一段369號1樓	總　編　輯	涂　豐　恩
叢書主編電話	(02)86925588轉5318	總　經　理	陳　芝　宇
台北聯經書房	台北市新生南路三段94號	社　　　長	羅　國　俊
電　　　話	(02)23620308	發　行　人	林　載　爵
台中分公司	台中市北區崇德路一段198號		
暨門市電話	(04)22312023		
台中電子信箱	e-mail：linking2@ms42.hinet.net		
郵政劃撥帳戶第0100559-3號			
郵撥電話	(02)23620308		
印　刷　者	文聯彩色製版有限公司		
總　經　銷	聯合發行股份有限公司		
發　行　所	新北市新店區寶橋路235巷6弄6號2樓		
電　　　話	(02)29178022		

行政院新聞局出版事業登記證局版臺業字第0130號

本書如有缺頁，破損，倒裝請寄回台北聯經書房更換。　　ISBN　978-957-08-5797-9 (平裝)
聯經網址：www.linkingbooks.com.tw
電子信箱：linking@udngroup.com

國家圖書館出版品預行編目資料

加齡的自然療癒力：34類130個五官七感體驗，啟動植物帶給你奇妙的療癒能量！/沈瑞琳著．初版．新北市．聯經．2021年5月．400面．17×23公分（LOHAS・樂活）
ISBN　978-957-08-5797-9（平裝）

1.心理治療學　2.園藝學　3.老年

418.989　　　　　　　　　　　　　　　　　　　11006008